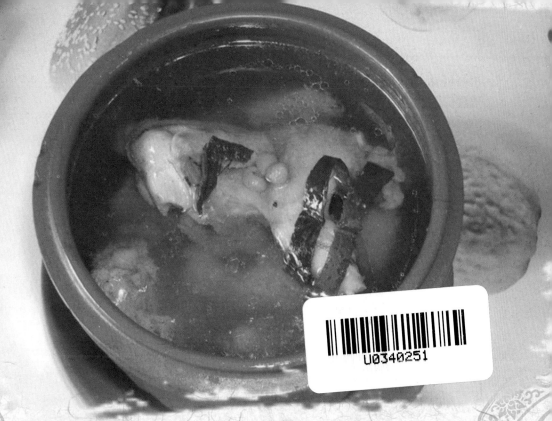

刘从明 主编

图解

饮膳正要

TU JIE YIN SHAN ZHENG YAO

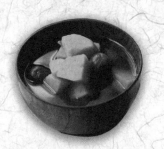

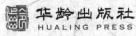

华龄出版社

HUALING PRESS

责任编辑：郑建军
责任印制：李未圻

**图书在版编目（CIP）数据**

图解饮膳正要 / 刘从明主编. -- 北京 : 华龄出版
社, 2020.12

ISBN 978-7-5169-1878-4

Ⅰ.①图… Ⅱ.①刘… Ⅲ.①食物疗法－图解 Ⅳ.
①R247.1-64

中国版本图书馆CIP数据核字(2021)第003598号


书　　名：图解饮膳正要
作　　者：刘从明

出版发行：华龄出版社
地　　址：北京市东城区安定门外大街甲57号　　邮　　编：100011
电　　话：010-58122255　　　　　　　　　　传　　真：010-84049572
网　　址：http://www.hualingpress.com

印　　刷：水印书香（唐山）印刷有限公司
版　　次：2021年9月第1版　　　2021年9月第1次印刷
开　　本：710mm×1000mm　　　1/16　　　　印　　张：13
字　　数：200千字
定　　价：69.00元

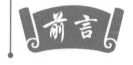

图解 饮膳正要 YU JIE YIN SHAN ZHENG YAO

前言

《饮膳正要》作者忽思慧（又作和斯辉），元代蒙古族医学家，在我国食疗史以至医药发展史上占有较为重要的地位。元仁宗延祐年间任宫庭饮膳太医，负责宫庭中的饮食调理、养生疗病诸事，加之他重视食疗与食补的研定与实践，因此得以有条件将元文宗以前历朝宫廷的食疗经验加以及时总结整理，他还继承了前代著名本草著作与名医经验中的食疗学成就，并注意汲取当时民间日常生活中的食疗经验。正是在这种情况下，他于天历三年（公元1330年）编撰成了营养学名著《饮膳正要》一书。全书共三卷，卷一讲的是养生避忌、妊娠食忌、乳母食忌、饮酒避忌和聚珍异馔等。卷二讲的是原料、饮料和食疗，即包括诸般汤煎、神仙服饵、四时所宜、五味偏走、食疗诸病、食物利害、食物相反、食物中毒等内容。此两卷是古人对各种饮食药性的总结和饮食宜忌。卷三讲的是米谷品、兽品、禽品、鱼品、果菜品和料物等，是古人对食材药性的鉴定。

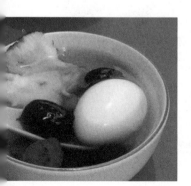

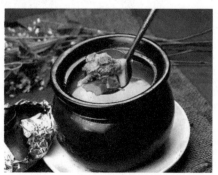

《饮膳正要》书中记载的药膳方和食疗方非常丰富，特别注重阐述各种饮馔的性味与滋补的作用，并有妊娠食忌、乳母食忌、饮酒避忌等内容。它从健康人的实际饮食需要出发，以正常人膳食标准立论，制定了一套饮食卫生法则。书中还具体阐述了饮食卫生，营养疗法，乃至食物中毒的防治等。

本书以《四部丛刊》本为底本，以《文库》本、1989年上海书店影印《丛书》本为校本，同时参照了刘玉书、张工彧的校本。为了使读者能够无障碍地轻松阅读，对较难的中医术语和某些兄弟民族的名词术语做了注释，把原典中晦涩难懂部分进行了白话文的翻译；为了便于读者辨识书中的中药材、食材，全书插图均采用现代摄影中药材、食材高清原色图。

由于受历史条件的影响，文中认为有药用价值的动物及其制品，有些并不代表有医疗奇效；有些其药用效果值得商榷；还有些其药用效果需要进一步科学确认。另外，文中涉及的一些中药材国家已明令禁用或使用其他替代品；涉及一些国家级保护动物，有的已经濒临灭绝，国家明令禁止捕杀、交易。

由于编者水平有限，书中不免有错漏之处，恳请读者批评斧正。

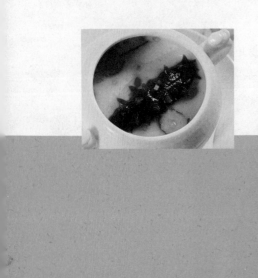

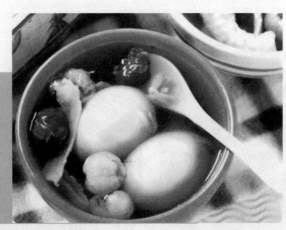

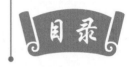

## 卷第一

　　马思荅吉汤（22）大麦汤（23）八儿不汤（24）沙乞

某儿汤（24）苦豆汤（25）木瓜汤（26）鹿头汤（26）

松黄汤（27）粆汤（27）大麦筭子粉（27）大麦片粉

（28）糯米粉挡粉（28）河独羹（29）阿菜汤（29）

鸡头粉雀舌馔子（30）鸡头粉血粉（30）鸡头粉撅面

（30）鸡头粉挡粉（31）鸡头粉馄饨（31）杂羹（32）

荤素羹（32）珍珠粉（32）黄汤（33）三下锅（33）

葵菜羹（33）瓠子汤（34）盏蒸（34）团鱼汤（35）

苔苗羹（36）熊汤（36）鲤鱼汤（36）炒狼汤（37）

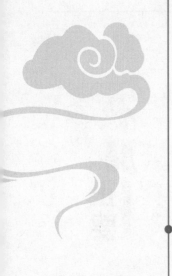

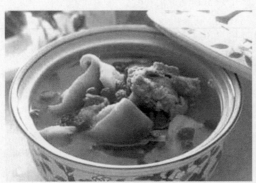

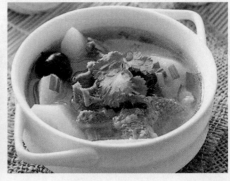

## 卷第二

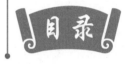

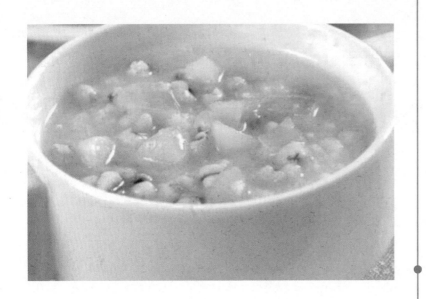

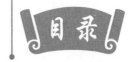

# 卷第三

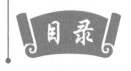

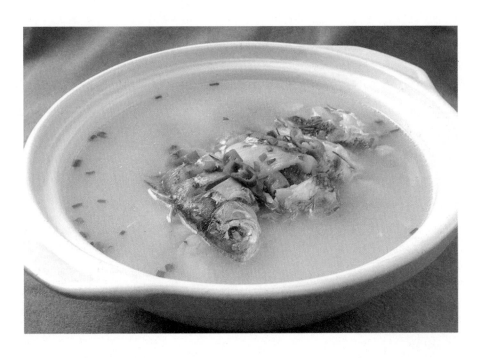

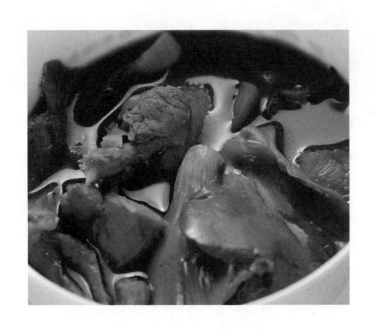

图解
饮膳正要
TU JIE YIN SHAN ZHENG YAO

目录

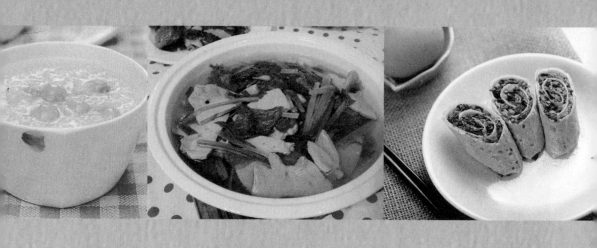

# 图解饮膳正要

## 卷第一

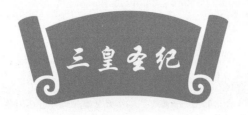

# 太昊伏羲氏①

　　风姓之源，皇熊氏之后。生有圣德，继天而王，为万世帝王之先。位在东方，以木德②王，为苍精③之君。都陈④时，神龙⑤出于荥河，则而画之为八卦⑥。造书契，以代结绳之政，立五常⑦，定五行⑧，正君臣，明父子，别夫妇之义，制嫁娶之理。造屋舍，结网罟⑨，以佃⑩渔，服牛乘马，引重致远。取牺牲，供祭祀，故曰伏羲氏。治天下一百一十年。

## 【注释】

　　①太昊伏羲氏：古代传说中的中华民族人文始祖，是中国古籍中记载的最早的王，中医药鼻祖之一。风姓，又名宓羲、庖牺、包牺、伏戏，亦称牺皇、皇羲，史记中称伏牺，在后世被朝廷官方称为"太昊伏羲氏"。燧人氏之子，生于成纪，定都在陈地。所处时代约为旧石器时代中晚期。

　　②木德：秦汉方士以金木水火土五行相生相胜，附会王朝的命运，以木胜者为木德。

　　③苍精：苍精之帝，中国古代神话传说中的东方之神，即太昊。

　　④陈：古国名。妫姓。都宛丘（今河南淮阳县）。《史记·陈杞世家》："周武王克殷纣，乃复求舜后，得妫满，封之于陈。"

　　⑤神龙：亦作"龙马"。《礼记》曰："河出马图。"注曰："龙马负图也。"

　　⑥八卦：乾代表天，坤代表地，巽代表风，震代表雷，坎代表水，离代表火，艮代表山，兑代表泽。八卦表示事物自身变化的阴阳系统，用"—"代表阳（阳爻），用"- -"代表阴（阴爻），用这两种符号，按照大自然的阴阳变化平行组合，组成八种不同形式，叫作八卦。八卦其实是最早的文字表述符号。《周易》中六十四卦皆由八卦两两相重组成。

　　⑦五常：又称"五伦"。封建宗法社会中以君臣、父子、夫妇、兄弟、朋友为"五常"。

　　⑧五行：此处指仁、义、礼、智、信。

　　⑨网罟（gǔ）：古代捕鱼及捕鸟兽的工具。

　　⑩佃：通"畋"，古指种田或打猎。

阴阳的
消长

阴阳不是一成不变的，无论是阴还是阳，都是按照"始微—渐旺—旺盛—盛极—始衰—来复"这样一种模式不断地变化。当阳发展到极点必然会向阴的一面转化；同样，当阴发展到极点，也必然会向阳的一面转化。所以，养生必须善于调节自己的七情六欲，并根据寒暑变化调节自己的养生方式，以维持体内的阴阳调和。

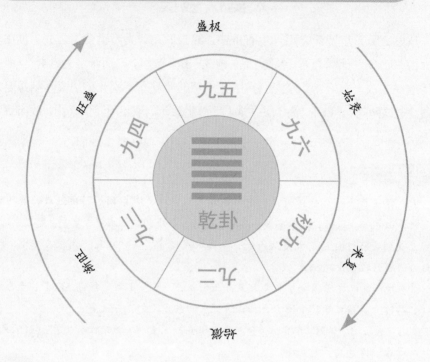

译文

　　太昊伏羲氏是风姓氏族的祖先，是皇熊氏的后代。他生来具有圣贤般的品德，继承上天的意志而统治天下，是万世帝王的先祖。他居处在东方，凭借着木德的兴旺，成为苍精君王。当他在陈地建都的时候，神龙负图出现在荥河，伏羲氏便根据荥河中神龙所负的图画成八卦；他创造了文字，用来代替前人结绳记事的制度；设立五常，确定五行，端正君王和臣民的纲纪，明确父子之间的关系，规定了夫妇间各自所应遵循的道德行为规范，制定婚嫁迎娶的礼仪；建造房屋；编织网罟，用作打猎与捕鱼的工具；驯服牛马，将它们作为运输和交通的工具；采用牲畜作为供奉祭祀活动的祭品。他被称为伏羲氏，治理天下一百一十年。

# 炎帝神农氏①

姜姓之源，烈山氏之后。生有圣德，以火承木，位在南方，以火德王，为赤精②之君。时民众茹草饮水，采树木之实，而食蠃蚌③之肉，多生疾病。乃求可食之物，尝百草，种五谷，以养民众。日中为市。作陶冶，为斧斤，造耒耜④，教民耕稼，故曰神农。都曲阜⑤。治天下一百二十年。

## 【注释】

①炎帝神农氏：炎帝，是中国上古时期姜姓部落的首领尊称，号神农氏，又号魁隗氏、连山氏、列山氏，由于懂得用火而得到王位，所以称为炎帝。炎帝是中国传说中农业和医药的发明者，古代文献论述神农氏尝百草而始有医药者相当丰富，正因为此，我国第一部系统论述药物的著作，被命名为《神农本草经》，即寓有尊崇怀念之意。

②赤精：赤精之帝，中国古代神话中的南方之神，即炎帝祝融。

③蠃蚌（luǒ bàng）：蠃同"螺"；蚌同"蚌"。

④耒耜（lěi sì）：古代神农发明的农具，用于农业生产中的翻整土地、播种庄稼。

⑤曲阜：地名。位于山东省西南部，古为鲁国国都。

炎帝神农氏是姜姓氏族的祖先，是烈山氏的后代。生来具有圣德，凭借着火德继承了木德，在南方登立王位，凭借着火德的兴旺，成为赤精君王。当时人民吃野草、饮生水，靠采摘树木的果实、吃螺蚌的肉充饥，许多人因而患有疾病。于是神农氏为了寻求可以食用的植物，亲口尝试百草，种植五谷，用来养活人民。他选择中午的时候进行集市贸易。制作陶器，冶炼金属，发明了砍伐树木的工具和翻整土地、播种庄稼的农具，教会百姓耕耘土地，种植庄稼，因此被称为神农氏。他建都于曲阜。神农氏治理天下一百二十年。

# 黄帝轩辕氏①

姬姓之源，有熊国君少典之子。生而神灵，长而聪明，成而登天。以土德王，为黄精②之君，故曰黄帝。都涿鹿③。受河图，见日月星辰之象，始有星官④之书。命大挠⑤探五行之情，占斗罡所建，始作甲子⑥；命容成⑦作历；命隶首⑧作算数；命伶伦⑨造律吕；命岐伯⑩定医方。为衣冠以表贵贱，治干戈⑪，作舟车，分州野，治天下一百年。

【注释】

①黄帝轩辕氏：传说中我国各族人民的共同祖先，姓姬，一说姓公孙，号轩辕氏、有熊氏，少典之子。所处时代为原始社会末期，为部落或部落联盟的领袖。传说他的发明创造很多，如：养蚕、舟车、兵器、弓箭、文字、衣服、音律、算术等，我国古文献也多有黄帝创造发明中医药之记载。

②黄精：中国神话传说中的五天帝之一，指中央之神。

③涿鹿：县名。现隶属河北省张家口市，地处中国河北省西北部、桑干河下游，与张家口市下花园区和北京市郊区相接。

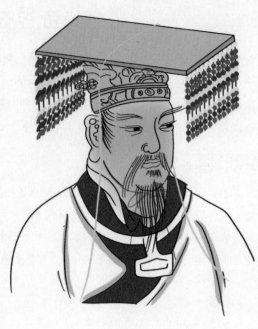

黄帝

④星官：古代中国为了便于认星和观测，把若干颗恒星组成一组，每组用地上的一种事物命名，一组就称为一个星官，简称一官。唐宋后也有称之为一座的。但这种星座并不包含星空区划的含义，与现今所说的星座概念有所不同。

⑤大挠（dà náo）：亦作"大桡"，传说为黄帝史官，《五行大义》称其始作甲子。

⑥甲子：古代以六十年为一个甲子。用十天干和十二地支相配（如甲子、乙丑、丙寅、丁卯……），六十年轮一遍，周而复始。

⑦容成：传说中的黄帝大臣，发明历法。

⑧隶首：传说中的黄帝史官，始作算数。

⑨伶伦：传说中的黄帝乐官，是发明律吕、据以制乐的始祖。

⑩岐伯：中国上古时期著名的医学家，道家名人，精于医术脉理，名震一时，后世尊称为"华夏中医始祖""医圣"。

⑪干戈："干"指盾牌，"戈"指进攻的类似矛的武器，后以"干戈"用作兵器的通称。

黄帝轩辕氏是姬姓氏族的祖先，是有熊国君王少典的儿子，具有异乎寻常的天赋，长大以后聪慧贤明，功成之后升天而去。凭借着土德的兴旺，成为黄精君王，所以称为黄帝。建都于涿鹿。接受河图之术，观测日月星辰的运行规律，并

— 4 —

开始对星官进行记载。黄帝指派史官大挠探求五行的道理，根据北斗星斗柄所指的方向占卜吉凶，创造六十甲子；指派大臣容成编制历法；指派隶首发明算术；指派伶伦制作校正乐律；指派岐伯审定医方。规定通过衣冠表明身份的贵贱，制造兵器，发明舟车，划分行政区域。轩辕氏治理天下一百年。

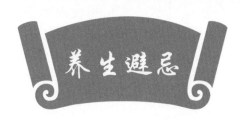

## 养生避忌

夫上古之人，其知道者，法于阴阳，和于术数①，食饮有节，起居有常，不妄作劳，故能而寿。今时之人不然也，起居无常，饮食不知忌避，亦不慎节，多嗜欲，厚滋味，不能守中，不知持满，故半百衰者多矣。夫安乐之道，在乎保养，保养之道，莫若守中，守中则无过与不及之病。春秋冬夏，四时阴阳，生病起于过与，盖不适其性而强。故养生者，既无过耗之弊，又能保守真元②，何患乎外邪③所中也。故善服药者，不若善保养；不善保养，不若善服药。世有不善保养，又不能善服药，仓卒病生，而归咎于神天乎！善摄生者，薄滋味，省思虑，节嗜欲，戒喜怒，惜元气④，简言语，轻得失，破忧阻，除妄想，远好恶，收视听，勤内固，不劳神，不劳形，神形既安，病患何由而致也。故善养性者，先饥而食，食勿令饱，先渴而饮，饮勿令过。食欲数而少，不欲顿而多。盖饱中饥，饥中饱，饱则伤肺，饥则伤气。若食饱，不得便卧，即生百病。

凡热食有汗，勿当风，发痉病⑤，头痛，目涩，多睡，夜不可多食，卧不可有邪风⑥。凡食讫温水漱口，令人无齿疾、口臭。汗出时，不可扇，生偏枯⑦。

勿向西北大小便。勿忍大小便，令人成膝劳⑧、冷痹⑨痛。勿向星辰、日月、神堂、庙宇大小便。夜行，勿歌唱大叫。

一日之忌，暮勿饱食；一月之忌，晦⑩勿大醉；一岁之忌，暮勿远行；终身之忌，勿燃灯房事。服药千朝，不若独眠一宿。如本命日，及父母本命日⑪，不食本命所属肉。

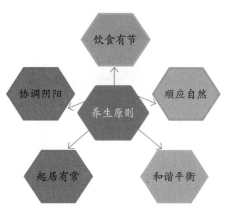

凡人坐，必要端坐，使正其心。凡人立，必要正立，使直其身。立不可久，立伤骨[12]。坐不可久，坐伤血。行不可久，行伤筋。卧不可久，卧伤气。视不可久，视伤神。

食饱勿洗头，生风疾[13]。如患目赤病，切忌房事，不然令人生内障。沐浴勿当风，腠理百窍皆开，切忌邪风易入。不可登高履险，奔走车马，气乱神惊，魂魄[14]飞散。大风、大雨，大寒、大热，不可出入妄为。口勿吹灯火，损气。

凡日光射，勿凝视，损人目。勿望远，极目观，损眼力。坐卧勿当风、湿地。夜勿燃灯睡，魂魄不守。昼勿睡，损元气。食勿言，寝勿语，恐伤气。

凡遇神堂、庙宇，勿得辄入。

凡遇风雨雷电，必须闭门，端坐焚香，恐有诸神过。

怒不可暴，怒生气疾、恶疮。远唾不如近唾，近唾不如不唾。虎豹皮不可近肉铺，损人目。

避色如避箭，避风如避仇，莫吃空心[15]茶，少食申[16]后粥。

古人有云：入广[17]者，朝不可虚，暮不可实。然不独广，凡早皆忌空腹。古人云：烂煮面，软煮肉，少饮酒，独自宿。古人平日起居而摄养，今人待老而保生，盖无益。

凡夜卧，两手摩令热，揉眼，永无眼疾。凡夜卧，两手摩令热，摩面，不生疮野[18]。一呵十搓，一搓十摩，久而行之，皱少颜多。凡清旦，以热水洗目，平日无眼疾。凡清旦刷牙，不如夜刷牙，齿疾不生。凡清旦盐刷牙，平日无齿疾。凡夜卧，被发梳百通，平日头风[19]少。凡夜卧，濯足[20]而卧，四肢无冷疾。盛热来，不可冷水洗面，生目疾。

凡枯木大树下，久阴湿地，不可久坐，恐阴气触人。立秋日，不可澡浴，令

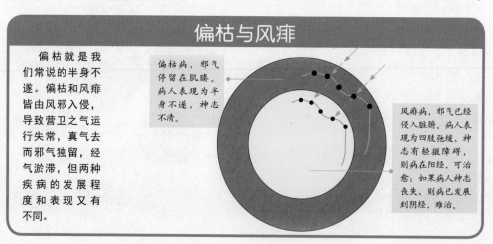

## 偏枯与风痱

偏枯就是我们常说的半身不遂。偏枯和风痱皆由风邪入侵，导致营卫之气运行失常，真气去而邪气独留，经气淤滞，但两种疾病的发展程度和表现又有不同。

偏枯病，邪气停留在肌腠。病人表现为半身不遂，神志不清。

风痱病，邪气已经侵入脏腑。病人表现为四肢弛缓，神志有轻微障碍，则病在阳经，可治愈；如果病人神志丧失，则病已发展到阴经，难治。

人皮肤粗糙，因生白屑。常默，元气不伤；少思，慧烛内光；不怒，百神安畅；不恼，心地清凉。

乐不可极，欲不可纵。

## 【注释】

①和于术数：指用合适的养生方法来调和身体。

②真元：中医学名词。又称"真阳""真火""元阳"，指生命的本源。

③外邪：中医特指风、寒、暑、湿、燥、火和疫疬之气等从外侵入人体的致病因素。

④元气：又称"原气""真气"。元气是人体最根本、最重要的气，是人体生命活动的原动力。元气的生成来源是肾中所藏的先天之精，先天之精化生的元气生于命门，《难经·三十六难》说："命门者……原气之所系也。"

⑤痉病：亦称抽搦、抽风、反折，以项背强急、四肢抽搐，甚至口噤、角弓反张为主要表现的疾病。临床上常以筋肉拘急挛缩为其共同的证候特征，可表现为卒然口噤、四肢抽搐、角弓反张，亦可仅表现为某些或某个脏腑、经络的拘挛、强急。

⑥邪风：泛指使人致病的风邪之气。《素问·阴阳应象大论》："故邪风之至，疾如风雨。"

⑦偏枯：指中风后遗症，半身不遂。

⑧膝劳：膝关节疼痛，指鹤膝风、膝关节结核等病。

⑨痹：痹症，中医指由风、寒、湿等引起的肢体疼痛或麻木的病。

⑩晦：农历每月的末一天。

⑪本命日：同人生日干支相同的日子。

⑫久立伤骨：五劳损伤之一。意为站立过久则损伤肾气，肾气不足则伤骨骼。

⑬风疾：指因风而生的各种病症。

⑭魂魄：旧指附在人体内的精神灵气。

⑮空心：指空腹。

⑯申：申时，旧式计时法指下午三点钟到五点钟的时间。

⑰广（kuàng）：通"旷"，旷野。

⑱黔：通"黚"，面色黝黑。

⑲头风：经久难愈之头痛。《医林绳墨·头痛》："浅而近者，名曰头痛；深而远者，名曰头风。"

⑳濯足（zhuó zú）：洗去脚污。

译文

上古时代，那些懂得养生之道的人，能够取法于天地阴阳自然变化之理而加以适应，调和养生的办法，使之达到正确的标准。饮食有所节制，作息有一定规律，不妄事操劳，所以能长寿。现在的人就不是这样了：起居作息，毫无规律，在饮食方面不知道应该避免和禁忌什么，也不能谨慎地加以节制，嗜好和贪欲过多，偏爱厚重滋味的饮食，不能保持身心状态适中，不懂得应该保持精力充沛与旺盛，所以很多人年过半百就衰老了。保

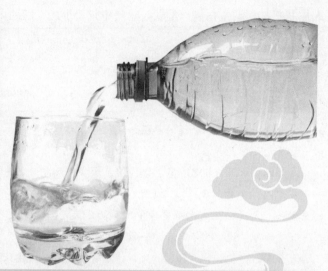

持平安快乐的方法，在于保养。摄生养性的方法，没有比保持身心状态适中更重要的了，保持适中则避免了超过或者达不到的危害。春、夏、秋、冬四季阴阳的变化都有其常度，人在这些变化中所发生疾病，就是因为对身体的劳用过度所致，这是通常的道理。所以，善于保养身体的人，既没有消耗过多的弊病，又能够保持自身的真元，怎么会害怕外邪的侵袭呢？因此善于服药的人，不如善于保养的人；不善保养的人，不如善于服药的人。世上有些人既不善于保养，又不善于服药，突然患病，能将疾病归咎于神仙、上天吗！因此善于养生的人，饮食要清淡，思虑不要太多，节制各种嗜好和欲望，力戒狂喜和大怒，珍惜元气，简省言语，轻视得失，避免过度忧愁，消除非分的念头，超然于好恶之外，耳不闻污秽之声，目不视淫秽之色，勤于保养体内元气，不使精神疲倦，身体不受劳累，身心既然安适，怎么会生疾病呢？所以善于保养身体的人，在饥饿之前就进食，但进食不

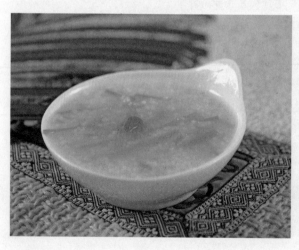

会过饱；在口渴之前就饮水，但饮水不会过多。进食要每次量少而多吃几餐，不要一顿吃太多。应该饱中有饥饿的感觉，在饥饿中有饱的感觉。过饱就会影响肺脏，过饥就会损伤元气。不可在吃饱了之后马上躺下，否则，就会生出各种疾病。

凡是吃热食出了汗，不要靠近风口被风吹着，否则会引

起痉病、头痛、眼睛干涩、困倦嗜睡。晚上不要吃得过多，睡觉的地方不可有邪风。吃完食物之后，马上用温水漱口，既能保护牙齿，又可防止口臭。出汗时，不可用扇子扇，否则容易引起半身不遂。

　　不要面对西北方向大小便。不要强忍大小便，否则，会使人患膝关节病和邪气入侵寒邪偏盛的病。不要向着星辰、日月、神堂、庙宇大小便。夜间行路不要唱歌和大声喊叫。

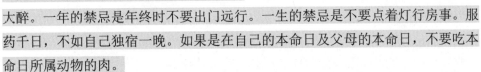

　　一日的禁忌是傍晚不要吃得过饱。一月的禁忌是每月的末一天时不要饮酒大醉。一年的禁忌是年终时不要出门远行。一生的禁忌是不要点着灯行房事。服药千日，不如自己独宿一晚。如果是在自己的本命日及父母的本命日，不要吃本命日所属动物的肉。

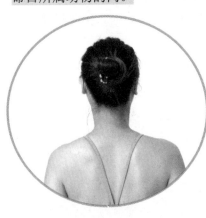

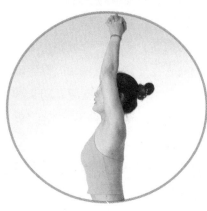

　　人坐着时，必须坐得端正，以端正其心灵。人站立时，必须站得正直，以使身体挺直。站立的时间不可过久，否则劳于肾及腰、膝、胫等而伤骨。坐的时间不可过久，否则血脉灌输不畅而伤血。行走的时间不可过久，否则劳于筋脉而伤筋腱。睡卧的时间不可过久，否则阳气不伸而伤气。用眼不可过久，否则耗损精神。

　　饱食后不要洗头，否则会因风而生各种病症。如果患了眼睛充血的疾病，千万要禁忌房事，不然会使人患白内障。沐浴时要避免风吹，因为此时全身毛孔都处在张开状态，最忌邪风轻易侵入体内。不要攀登险峻的高山，不要走危险的山路，不要驾驶车马狂奔，否则就会气息散乱，精神受到惊吓而魂魄飞离人身。大风、大雨、严寒、酷热之时，不可随意出入做不适宜做的事。不要用口去吹灯火，否则损耗人体之气。

不可凝望烈日，否则强烈的紫外线会灼伤眼睛。不要极目远望，否则会损伤视力。不要在有风或潮湿的地方坐卧。夜间不要亮着灯睡觉，否则魂魄不能安守人身。白天不要睡觉，否则容易损伤元气。吃饭和睡觉的时候不要说话，恐怕会伤了人体之气。

凡是遇到神堂、庙宇，不要擅自进入。

凡是遇到风、雨、雷、电的天气，必须关闭门户，端坐焚香，唯恐有各路神仙经过。

生气不可暴怒，否则既会损伤正气，又易生气疾、恶疮。用力将唾液往远处吐，不如吐在近处，往近处吐不如不吐。虎豹的皮不要贴着身体铺，否则会损伤人的眼睛。

避开女色就如同躲避弓箭；避开凉风就如同躲避仇敌。不要空腹喝茶，申时（下午三点钟到五点钟）以后应当少吃粥。

古人说：到旷野地方去的人，早晨不可空着肚子，傍晚不要吃得过饱。然而并非只是在旷野中的人应当如此，一般人在早晨都不应空着肚子。古人说：面应煮烂，肉要煮软，酒应少喝，睡应独眠。古人自幼重视养生，今人平时忽视养生保健，直到年老体衰时才注意摄养，所以收效不大。

凡是夜晚躺下睡觉前，摩擦双手使之发热，然后揉摩眼睛，就永远不会得眼病。凡是夜晚躺下睡觉前，摩擦双手使之发热，然后按摩面部十次，面部皮肤不会生疮，面色也不会黧黑。对手呵一口气，搓手十次，搓毕按摩面部十次。长期如此，脸上皱纹就会变少，健康的气色就会增多。凡是清晨用热水洗眼睛，平时就不会患眼疾。凡是清晨刷牙，不如晚上临睡前刷牙，这样就不会患牙病。凡是清晨用盐刷牙的，对护牙固齿有益处，平时就不会发生齿疾。凡是夜晚临睡时披散头发并梳通头发一百次的，平时就不易患头风病。夜晚就寝前用温水洗脚，四肢不生畏冷的病症。酷热来临的季节，不可用冷水洗脸，否则会得眼病。

凡是枯木、大树下和长期阴冷潮湿的地方，不可久待，唯恐阴气触犯人体，有损健康。每年立秋的那一天，不可洗澡，否则会使人皮肤粗糙，皮肤因此生出白色皮屑。经常少言语而保持清静，就不会损伤元气。不过度思考问题，则头脑清晰，思维敏捷。减少不必要的思虑，内心就会充满智慧之光。遇事不发怒生气，精神就会安宁舒畅。不烦恼，心境就会心静神安、精神轻松。

欲望、快乐都应有所节制，切忌任意放纵。倘能这样做，自然有利于身心健康和延年益寿。

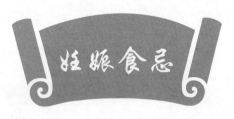

上古圣人有胎教之法，古者妇人妊子，寝不侧，坐不边，立不跸①。不食邪味，割不正不食，席不正不坐，目不视邪色，耳不听淫声，夜则令瞽②诵诗，道正事，如此则生子形容端正，才过人矣。故太任③生文王，聪明圣哲，闻一而知百，皆胎教之能也。圣人多感生，妊娠故忌见丧孝、破体、生理残障、贫穷之人；宜见贤良、喜庆、美丽之事。欲子多智，观看鲤鱼、孔雀；欲子美丽，观看珍珠、美玉；欲子雄壮，观看飞鹰、走犬。如此善恶犹感，况饮食不知避忌乎。

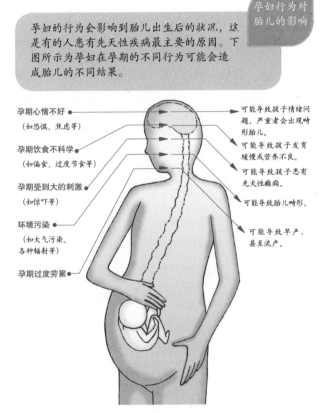

孕妇行为对胎儿的影响

孕妇的行为会影响到胎儿出生后的状况，这是有的人患有先天性疾病最主要的原因。下图所示为孕妇在孕期的不同行为可能会造成胎儿的不同结果。

孕期心情不好
（如恐惧、焦虑等）

孕期饮食不科学
（如偏食、过度节食等）

孕期受到大的刺激
（如惊吓等）

环境污染
（如大气污染、各种辐射等）

孕期过度劳累

可能导致孩子情绪问题，严重者会出现畸形胎儿。

可能导致孩子发育缓慢或营养不良。

可能导致孩子患有先天性癫痫。

可能导致胎儿畸形。

可能导致早产，甚至流产。

妊娠所忌：食兔肉，令子无声缺唇。食山羊肉，令子多疾。食鸡子④、干鱼，令子多疮。食桑椹⑤、鸭子⑥，令子倒生。食雀肉，饮酒，令子心淫情乱，罔顾羞耻。食鸡肉、糯米，令子生寸白虫。食雀肉⑦、豆酱，令子面生黯黯。食鳖肉，令子

项短。食驴肉，令子延月。食冰浆，绝产。食
骡肉，令子难产。

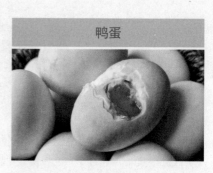
鸭蛋

## 【注释】

①跛：站立不正或单脚站立。汉·刘向《列女传·周室三母》："古者妇人妊子，寝不侧，坐不边，立不跛。"

②瞽（gǔ）：眼睛失明，此引申为闭眼。

③太任：又称大任，周文王姬昌之母，历史上有记载的胎教先驱。

④鸡子：即鸡蛋。

⑤桑椹：为桑科植物桑树的成熟果穗。中医认为，桑椹味甘性寒，归心、肝、肾经，有滋阴补血作用，并能治阴虚津少、失眠等。

⑥鸭子：即鸭蛋。

⑦雀肉：为文鸟科动物麻雀的肉。

译文

上古时代的圣人有胎教的方法：古代妇女怀孕时，不侧身睡觉，不坐座具的边缘，不一只脚站立，不吃气味不正的食物，食物切割不端正不吃，坐席摆得不端正不坐，眼睛不看不正的颜色，耳朵不听淫靡的声音，夜晚就让盲人朗读诗词，讲述符合正道的事情。这样生下的孩子则形体容貌端正，才气品德一定超过常人。因此太任所生的文王，耳聪目明，圣明贤哲，闻一而知百，这都是胎教的效果。圣人多受胎教感应而生，所以妊娠期间忌见发丧戴孝、身体伤损、残疾和贫穷的人，而适宜观看贤良、喜庆、美好的事物。如果希望所生的孩子聪慧多智，要观看鲤鱼、孔雀；如果希望所生的孩子美丽漂亮，要观赏珍珠、美玉；如果希望所生的孩子健康强壮，要观赏飞翔的雄鹰、奔跑的猎犬。像这样的善与恶尚且能给胎儿以感应影响，何况能直接影响胎儿生长发育的饮食，孕妇又怎能不有所避忌呢？

妊娠妇女应该知道的饮食禁忌：吃兔肉，会使孩子成哑巴、嘴唇缺块肉（"兔唇"）。吃山羊肉，会使所生的孩子多病。吃鸡蛋、干鱼，会使所生的孩子经常生疮。吃桑椹、鸭蛋，会使孩子倒生难产。吃麻雀肉、饮酒，会使孩子性情淫乱、不顾羞耻。吃鸡肉、糯米，会使生下的孩子生绦虫。吃麻雀肉、豆酱，会使生下的孩子脸上的气色呈暗黑色。吃鳖肉，会使生下的孩子脖项短。吃驴肉，会使孕期延长。吃冰浆之类过凉的物品，会使妇女不能生育。吃骡肉，会使孩子难产。

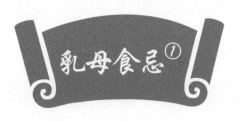

# 乳母食忌①

凡生子择于诸母，必求其年壮，无疾病，慈善，性质宽裕，温良详雅，寡言者，使为乳母。子在于母资乳以养，亦大人之饮食也。善恶相习，况乳食不遂母性。若子有病无病，亦在乳母之慎口。如饮食不知避忌，倘不慎行，贪爽口而忘身适性致疾，使子受患，是母令子生病矣。

乳母杂忌：夏勿热暑乳，则子偏阳②而多呕逆③。冬勿寒冷乳，则子偏阴④而多咳痢。母不欲多怒，怒则气逆，乳之令子癫狂。母不欲醉，醉则发阳，乳之令子身热腹满。母若吐时，则中虚，乳之令子虚羸。母有积热，盖赤黄为热，乳之令子变黄不食。新房事劳伤⑤，乳之令子瘦瘁，交胫⑥不能行。母勿太饱乳之，母勿太饥乳之，母勿太寒乳之，母勿太热乳之。子有泻痢、腹痛、夜啼⑦疾，乳母忌食寒凉发病之物。子有积热、惊风⑧、疮疡⑨，乳母忌食湿热、动风之物。子有疥癣、疮疾⑩，乳母忌食鱼、虾、鸡、马肉、发疮之物。子有癖⑪、疳⑫、瘦疾⑬，乳母忌食生茄、黄瓜等物。

## 【注释】

①食忌：又称食禁，食禁的含义是指进食时的忌讳和禁忌，食忌是中医食疗的重要组成部分。本节主要讨论选择乳母的标准和为乳母者所应知道的避忌。

②偏阳：中医认为夏属阳，胃也属阳。因此，如果乳母在夏季里感受了暑热后给小儿哺乳，就会将自身过盛的阳气传给小儿，使小儿身体内的营卫失去了与阴阳四时的平衡，这就称为"偏阳"。

③呕逆：气逆而产生呕吐的感觉。

④偏阴：冬属阴，乳母若再受凉，会使受此乳汁哺育的小儿营卫失去平衡，称为"偏阴"。

⑤房事劳伤：指因房事过度而引起的全身性虚损疾病。

⑥交胫：指小儿两小腿软弱无力，交叠在一起，不能行走。

⑦夜啼：婴儿白天能安静入睡，入夜则啼哭不安，时哭时止，或每夜定时啼哭，甚则通宵达旦。

⑧惊风：又称"惊厥"，俗名"抽风"。是小儿时期常见的一种急重病证，以临床出现抽搐、昏迷为主要特征。

⑨疮疡：泛指多种外科疾患，包括体表上的肿疡及溃疡、痈、疽、疔疮、疖肿、流注、

流痰、瘰疬及有关的皮肤病。

⑩疥癣、疮疾：泛指所有的皮肤病。疥，指疥疮，是一种传染性皮肤病，以瘙痒为主。癣，指多由于风、湿、热袭于肌肤或因接触感染而致的一类皮肤病。

⑪癖：又称癖气。指痞块生于两胁，时痛时止的病证。根据病因症状的不同，可分为水癖、饮癖、痰癖、酒癖、寒癖等。多由饮食不节，寒痰凝聚，气血瘀阻所致。

⑫疳：又称疳证、疳疾、疳积。以面黄肌瘦，毛发焦枯，肚大青筋，精神萎靡为特征。

⑬瘦疾：泛指消瘦之症。

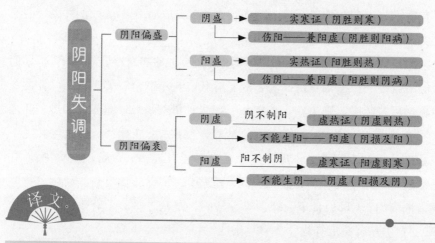

译文

孩子生下后选择奶妈时，一定要选择年轻力壮、没有疾病、慈祥善良、性情宽厚、温柔贤良、安详文雅、沉静少言的妇女作为奶妈。孩子的生长发育靠奶妈的乳汁喂养，乳汁对孩子来说就像大人的饮食一样。大人的"善"和"恶"可以影响孩子，更何况奶妈毕竟不同于生母。孩子有病无病，主要取决于奶妈在饮食上是否谨慎。如果奶妈不知道应该避忌什么，不慎重行事，一味贪图爽口，忘记自身与孩子的健康去适应自己的情趣而生病，并招致吃奶妈乳汁的孩子染上病患，这就是奶妈使孩子生病了。

奶妈对各种杂事的避忌：夏天，奶妈不要在感受了暑热之后哺乳孩子，以免使孩子体性偏阳，时常出现呕逆。冬天，奶妈不要在感受了风寒之后哺乳孩子，以免使孩子体性偏阴，时常咳嗽、痢疾。奶妈不要时常发怒，发怒会使脏腑之气上逆不顺，用这样的乳汁哺养孩子，会使孩子受到刺激而引起癫狂。奶妈不要醉酒，喝醉了酒就会激发阳气，用这样的乳汁哺养孩子，就会使孩子体热腹胀。如果奶妈呕吐，则表明奶妈脾胃虚弱，用这样的乳汁哺养孩子，会使孩子虚弱消瘦。如果奶妈脾胃里有积热，其症状是体表、眼睛出现红和黄的气色，用这样的乳汁哺养孩子，就会使孩子肤色发黄，不想吃东西。如果奶妈房事以后损伤肾精，用这样的乳汁哺养孩子，就会使孩子瘦弱，两小腿软弱无力，交叠在一起，不能行走。奶妈不要在吃得太饱的时候给孩子哺乳。奶妈不要在过于饥饿的时候给孩子哺乳。奶妈不要在太寒冷的时候给孩子哺乳。奶妈不要在太炎热的时候给孩子哺乳。孩子患有泻肚、痢疾、腹痛、夜啼等病时，奶妈要忌吃性味寒凉的食物。孩子患有积热、惊厥、疮疡病症时，奶妈要忌吃性味湿热、动风的食物。孩子患有皮肤病症时，奶妈忌吃鱼、虾、鸡、马肉等易引发皮肤疮疾的食物。孩子患有癖气、疳积、消瘦病症时，奶妈忌吃生茄子、生黄瓜等食物。

凡初生儿时，以未啼之前，用黄连<sup>①</sup>浸汁，调朱砂<sup>②</sup>少许，微抹口内，去胎热<sup>③</sup>邪气，令疮疹<sup>④</sup>稀少。凡初生儿时，用荆芥<sup>⑤</sup>、黄连熬水，入野牙猪<sup>⑥</sup>胆汁少许，洗儿。在后虽生斑疹<sup>⑦</sup>、恶疮，终当稀少。凡小儿未生疮疹时，用腊月兔头并毛骨，同水煎汤，洗儿，除热去毒，能令斑疹、诸疮不生，虽有亦稀少。凡小儿未生斑疹时，以黑子母驴乳令饮之，及长不生疮疹、诸毒。如生者，亦稀少。仍治小儿心热、风痫<sup>⑧</sup>。

## 【注释】

①黄连：别名黄莲、川黄莲、川连，味苦性寒，有清热燥湿、泻火解毒的功效。用于湿热痞满，呕吐吞酸，泻痢，黄疸，高热神昏，心火亢盛，心烦不寐，心悸不宁，血热吐衄，目赤，牙痛，消渴，痈肿疔疮；外治湿疹，湿疮，耳道流脓。

黄连

②朱砂：别名丹粟、丹砂、赤丹，味甘微寒，有清心镇惊、安神、明目、解毒的功效。用于心悸易惊，失眠多梦，癫痫发狂，小儿惊风，视物昏花，口疮，喉痹，疮疡肿毒。

③胎热：此处指初生儿目赤面赤，眼胞浮肿，遍体壮热，口气热，时哭叫，大便赤黄粪稠为主要表现的新生儿疾病。是由于产母在妊娠期恣食辛热炙煿之物，或患热病失于清解，以致胞宫积热，影响胎儿。

④疮疹：泛指皮肤疾病。

⑤荆芥：别名香荆芥、假苏，味辛性微温，有解表散风、透疹、消疮的功效。用于感冒，头痛，麻疹，风疹，疮疡初起。

⑥野牙猪：即野猪。

⑦斑疹：斑和疹均系热邪深入营血的征象。常伴随出现，故医籍每举斑以赅疹，故统称斑疹。斑疹透发，标志邪气外露，若斑疹稠密，色紫黑，又示热毒深重。斑：点大成片，平铺于皮肤，抚之不碍手，有红、紫、青、黑等色，消失后不脱皮，恶化时能糜烂。疹：

琐碎小粒，如粟米，高出于皮肤之上，抚之触手，有红、紫、青、黑等色，消失后脱皮，不致糜烂。

⑧风痫：此处所指为由外感风邪而发生的痫病，实即小儿急惊风。

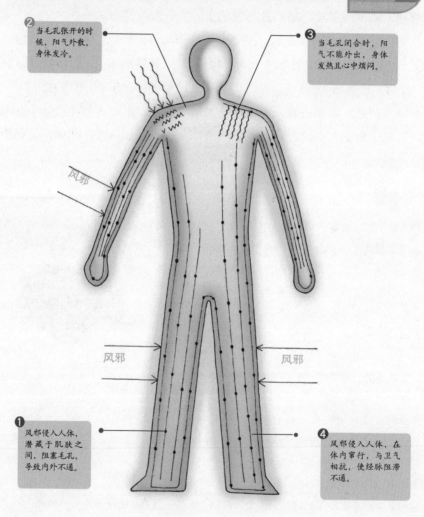

风邪对人体的伤害

风邪对人体的伤害是六淫之中最厉害的，它们侵入人体，阻塞毛孔，在身体上下窜行，导致人体经脉不通，使人发冷或发热。

② 当毛孔张开的时候，阳气外散，身体发冷。

③ 当毛孔闭合时，阳气不能外出，身体发热且心中烦闷。

风邪

风邪　　风邪

① 风邪侵入人体，潜藏于肌肤之间，阻塞毛孔，导致内外不通。

④ 风邪侵入人体，在体内窜行，与卫气相抗，使经脉阻滞不通。

译文

婴儿初生下时，在没有啼哭之前，用黄连浸泡成汁液，调入一点朱砂，在婴儿的口内稍微抹一点，就可以除去婴儿的胎热、邪气，可使婴儿少生疮疹。婴儿初生下时，用荆芥、黄连加水熬汁，加入一点野猪的胆汁，洗浴婴儿，以后婴儿即使患了斑疹、恶疮，也相对稀少。在小儿还没有生疮疹的时候，用腊月里兔子的头，连同毛和骨，一同加水煎成汤洗浴小儿，可以除热去毒，使小儿不生斑疹及各种疮疡，以后即使生了也是相对较少的。在小儿还没有生斑疹的时候，用生黑驴仔母驴的乳汁给小儿喝，小儿长大后一般不会生疮疹等各种毒疮，即使生了，也相对较少。喝这种母驴的奶还可以治小儿心中烦热和急惊风。

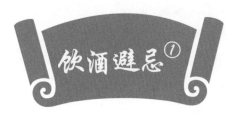

# 饮酒避忌①

酒，味苦甘辛，大热，有毒②。上行药势，杀百邪，去恶气③，通血脉，厚肠胃，润肌肤，消忧愁。少饮尤佳，多饮伤神损寿，易人本性，其毒甚也。醉饮过度，丧生之源。

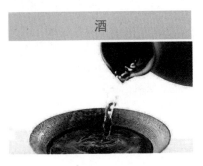

酒

饮酒不欲使多，知其过多，速吐之为佳，不尔成痰疾④。醉勿酩酊大醉，即终身百病不除。酒，不可久饮，恐腐烂肠胃，溃髓，蒸筋。

醉不可当风卧，生风疾⑤。醉不可向阳卧，令人发狂。醉不可令人扇，生偏枯。醉不可露卧，生冷痹。醉而出汗当风，为漏风⑥。醉不可卧黍穰⑦，生癞疾⑧。醉不可强食、嗔怒，生痈疽⑨。醉不可走马及跳踯，伤筋骨。醉不可接房事，小者面生䵟、咳嗽，大者伤脏、澼、痔疾。醉不可冷水洗面，生疮。醉，醒不可再投，损后又损。醉不可高呼大怒，令人生气疾⑩。晦勿大醉，忌月空⑪。醉不可饮酪水，成噎病⑫。醉不可便卧，面生疮疖，内生积聚⑬。大醉勿燃灯叫，恐魂魄飞扬不守。醉不可饮冷浆水，失声成尸噎⑭。

饮酒，酒浆照不见人影勿饮。醉不可忍小便，成癃闭⑮、膝劳、冷痹。空心饮酒，醉必呕吐。醉不可忍大便，生肠澼⑯、痔。酒忌诸甜物。酒醉不可食猪肉，生风⑰。醉不可强举力，伤筋损力。饮酒时，大不可食猪、羊脑，大损人，炼真之士⑱尤宜忌。酒醉不可当风乘凉、露脚，多生脚气⑲。醉不可卧湿地，伤筋骨，生冷痹痛⑳。醉不可澡浴，多生眼目之疾。如患眼疾人，切忌醉酒、食蒜。

## 【注释】

①饮酒避忌：主要谈了饮酒的利弊，尤其着重谈了醉后的害处和避忌，长期大量饮酒乃至酗酒，不仅没有任何益处，反而走向反面。酒，为用高粱、大麦、米、甘薯、玉米、葡萄等为原料酿制而成的饮料。因原料、酿造、加工、贮藏等条件之不同，酒的名色极多，其成分亦差异甚大。

②有毒：对人体有毒害作用。如《本草纲目》："面曲之酒，少饮则和血行气，壮神御寒。若夫沉湎无度，醉以为常者，轻则致疾败行，甚则丧躯殒命，其害可胜言哉。"

③恶气：病理产物，如毒热、腐败之气血，包括瘀血、败血、脓汁等。如《灵枢·水胀篇》："……癖而内着，恶气乃起，息肉乃生。"

④痰疾：指由痰而生的各种病症。《医宗必读·痰饮》：痰有五，"在脾经者，名曰湿痰。""在肺经者，名曰燥痰。""在肝经者，名曰风痰。""在心经者，名曰热痰。""在肾经者，名曰寒痰。"

⑤风疾：指因风而生的各种疾病。此"风"一指病因，即六淫之一，《素问·风论》："风者善行而数变，腠理开，则洒然寒，闭则热而闷。其寒也，则衰食饮；其热也，则消肌肉。"一指病症。

⑥漏风：古病名。又名酒风。因酒后感受风邪所致。《素问·风论》："饮酒中风，则为漏风。"《张氏医通·杂门》："漏风之状，多汗，常不可以单衣，食则汗出，甚则身汗，喘急，恶风，衣常濡，口干善渴，不能劳事，先宜五苓散热服取汗，后与黄芪建中加白术、泽泻。"

⑦黍穰（shǔ ráng）：黍子的秸秆。宋·窦苹《酒谱》："凡人醉卧黍穰中必成癞醉。"

⑧癞疾：也称癞、麻风、大风、疠风，是由麻风杆菌引起的一种慢性传染病，主要病变在皮肤和周围神经。症状为麻木性皮肤损害，神经粗大，严重者甚至肢端残废。

⑨痈疽（yōng jū）：发生于体表、四肢、内脏的急性化脓性疾患，是一种毒疮。痈发于肌肉，红肿高大，多属于阳证，疽发于骨之上，平塌色暗，多属于阴证。痈疽证见局部肿胀、焮热、疼痛及成脓等。

⑩气疾：此指由于发怒、生气而引起的疾病。

⑪月空：指阴历的月末看不见月亮。《素问·八正神明论》："月郭空，则肌肉减，经络虚，卫气去，形独居。"

⑫噎病：症见饥欲得食，食物堵塞咽喉部或卡在食道，甚至误入气管，引起呼吸窒息。噎，吞咽有梗阻感觉。

⑬积聚：是由于体虚复感外邪，情志饮食所伤，以及他病日久不愈等原因引起的，以正气亏虚，脏腑失和，气滞、血瘀、痰浊蕴结腹内为基本病机，以腹内结块；或胀或痛为主要临床特征的一类病证。《诸病源候论·积聚病诸候》对积聚的病因病机有较详细的论述，并认为积聚一般有一个渐积成病的过程，"诸脏受邪，初未能为积聚，留滞不去，乃成积聚"。

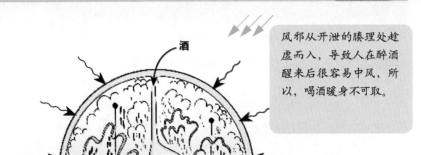

许多人在冬天有喝酒暖身的习惯。从实际效果来看，喝酒确实能迅速使身体暖和起来，但是，喝酒暖身并不是以增加身体热量为前提，反而会增加身体的散热，导致风邪乘虚而入。

**喝酒暖身不可取**

酒

风邪从开泄的腠理处趁虚而入，导致人在醉酒醒来后很容易中风，所以，喝酒暖身不可取。

酒气性烈，入胃后随卫气到达皮肤，充溢络脉，进而使卫气满盛，经脉中的血液也随之充盛，所以饮酒可以迅速暖身。

血液充盛后，腠理开泄，体内热量外散。

✓ **名词解释**

频繁饮酒容易造成酒精性脂肪肝，特别是老年人饮酒极易诱发心脑血管疾病，所以，饮酒暖身的方法并不可取。

⑭尸喑：当为一种使嗓子不能正常发音的病症名。

⑮癃闭：是由于肾和膀胱气化失司导致的以排尿困难，全日总尿量明显减少，小便点滴而出，甚则闭塞不通为临床特征的一种病症。其中以小便不利，点滴而短少，病势较缓者称为"癃"；以小便闭塞，点滴全无，病热较急者称为"闭"。癃和闭虽有区别，但都是指排尿困难，只是轻重程度上的不同，因此多合称为癃闭。癃闭之名，首见于《黄帝内经》，该书对癃闭的病位、病机作了概要的论述，如《素问·宣明五气篇》谓："膀胱不利为癃，不约为遗溺"；《素问·标本病传论篇》谓："膀胱病，小便闭"；《灵枢·本输》云："三焦者……实则闭癃，虚则遗溺，遗溺则补之，闭癃则泻之。"

⑯肠澼（pì）：即痢疾，指因饮食不洁、外感湿热疫毒而引起的以起病急骤、高热、腹痛下痢为主要症状的痢疾，好发于夏秋之际。

⑰风：此处为病症之一。为病变过程中出现的风症，不同于外感之风，故又称"内风"。多由于脏腑功能失调，气血逆乱，筋脉失养，出现眩晕、昏厥、抽搐、震颤、麻木及口

眼歪斜、两目上视等神经系统症状。因其似风象的急骤、动摇和多变，故又称"风气内动"。《素问·阴阳应象大论》："风胜则动。""诸暴强直，皆属于风。"

⑱炼真之士：古代指懂得"养生"和"炼丹"方法的人。

⑲脚气：中医病名。临床表现以足胫麻木、酸痛、软弱无力为主症。本病出水寒和湿热之邪侵袭下肢，流溢皮肉筋脉；或饮食失节，损伤脾胃，湿热流注足胫；或因病后体质虚弱，气血亏耗，经脉、经筋失于润养所致。如湿毒上攻，心神受扰，则心悸而烦；循经窜犯肺胃，则喘满呕恶等。初起仅觉两脚无力，渐渐酸重，顽麻而纵缓，而后两下肢逐渐见软细，或浮肿。因此，可分为干、湿两类。湿脚气偏于实证，证见足胫肿大，甚则脚肿连膝，脉濡缓，苔白腻；干脚气偏于虚证，证见足胫肌肤日渐瘦削，冷麻酸重逐渐加剧，形神萎弱，或兼见便秘便黄，舌质淡红、苔黄，脉弦数。

⑳冷痹痛：中医病名。指人的肢体、关节因寒冷邪气所侵而疼痛或肿大、动作受阻或失灵的病。类似于现代西医所指的"类风湿性关节炎"。冷，指侵入人体致病的寒凉邪气。痹，即痹症。

译文

酒，味苦、甘、辛，性大热，有毒。酒能使药性发散，有助药效发挥，可消除各种致病的因素，去除恶气，通利血脉，增强肠胃功能，润泽肌肤，消解忧愁。少量饮用对人体健康有益。饮酒过量会伤神损寿、改变人的本性，毒害是相当大的。醉酒过度，是丧生的根源。

饮酒不能过量，知道饮过量了，最好能赶快吐掉，不然会引发由痰而生的各种病症。饮酒不要饮到酩酊大醉的程度，否则会终生疾病缠身，难以痊愈。酒不可长期饮用，长期饮酒的人肠胃易腐蚀溃疡，酒的燥热浸渍骨髓，熏蒸筋脉。

醉酒后不要睡卧在风口处，否则会引起风疾。醉酒后不要睡卧在向阳处以免使人癫狂。醉酒后不要让人用扇子扇风，否则会引起半身不遂。醉酒后不要睡卧

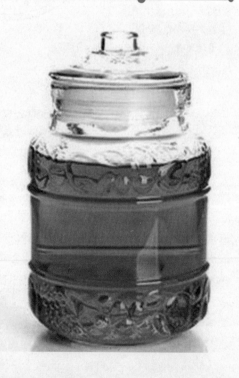

在露天的地方，否则会引起冷痹痛。醉酒后出汗因风吹拂而引起的疾病，称为漏风。醉酒后不要躺卧在黍穰上，否则会引发癫疾。醉酒后不要勉强进食，也不可生气发怒，否则会引起痈疽。醉酒后不要骑马奔跑、跳跃，否则会损伤筋骨。醉酒后不要行房事，轻者脸上生黑斑、咳嗽，重者会损伤内脏，引发痢疾、痔疮。醉酒后不要用冷水洗脸，否则容易生疮。醉酒醒后不要再接着饮酒，否则会使身体受损后再一次受到损害。醉酒后不要大声喊叫、大怒，否则会使人患气疾。阴历每月的月末不要喝得酩酊大醉，忌月末看不见月亮的日子大醉。醉酒后不要喝用马、牛、羊等乳汁制成的饮料，否则会形成噎病。醉酒后不要马上躺下，否则脸上容易生疮、疖，引起内生积聚的病。酩酊大醉后不要点着灯喊叫，唯恐魂魄离开人体，精神不能自守。醉后不要喝凉冷的浆水，容易使嗓子发不出声音，成为尸噎。

照不见人影的酒不要饮。醉酒后不要憋住小便，容易引起癃闭、膝劳、冷痹。空腹饮酒，醉酒后必然会呕吐。醉酒后不要强忍大便，容易引起痢疾、痔疮。饮酒时要忌食各种甜食。饮酒时不要吃猪肉，能使人生风气。醉后不要强行举重用力，否则会损伤肌腱和体力。饮酒时千万不要吃猪羊的脑子，对人大有损害，炼真之士尤其应该加以避忌。醉酒后不要靠近风口露出光脚乘凉，容易生脚气。醉酒后不要躺卧在潮湿的地方，会损伤筋骨，得冷痹痛的病。醉酒后不要洗澡，容易得眼病。如果得了眼病，切忌醉酒，忌吃大蒜。

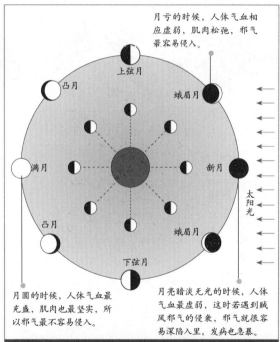

月亏的时候，人体气血相应虚弱，肌肉松弛，邪气最容易侵入。

上弦月　凸月　蛾眉月　满月　新月　凸月　蛾眉月　下弦月

太阳光

月圆的时候，人体气血最充盈，肌肉也最坚实，所以邪气最不容易侵入。

月亮暗淡无光的时候，人体气血最虚弱，这时若遇到贼风邪气的侵袭，邪气就很容易深陷入里，发病也最急暴。

日月运行对人体气血变化的影响　古代医学家在长期的实践中，总结出一个道理：人体的气血会随着月亮的圆缺而变化，随着月亮越来越圆，体内气血越来越充盈，反之则越来越弱。并用这一理论指导医疗实践。


卷第一

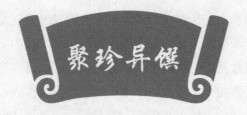

## 马思荅吉①汤

补益②，温中③，顺气④。

羊肉（一脚子⑤，卸成事件⑥）　草果⑦（五个）　官桂⑧（二钱⑨）　回回豆子⑩（半升⑪，捣碎，去皮）

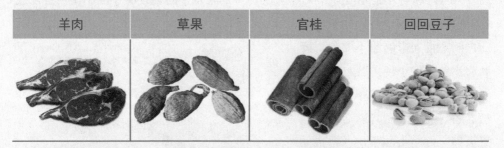

| 羊肉 | 草果 | 官桂 | 回回豆子 |
| --- | --- | --- | --- |

上件，一同熬成汤，滤净，下熟回回豆子二合⑫，香粳米一升，马思荅吉一钱，盐少许，调和匀，下事件肉、芫荽叶⑬。

### 【注释】

①马思荅吉：蔬菜名。《本草纲目·菜部》"莳萝"条附"马思荅吉"注："时珍曰：味苦，温，无毒。去邪恶气，温中利膈，顺气止痛，生津解渴，令人口香。元时饮膳用之，云极香料也，不知何状？故附之。"

②补益：中医学名词，指用补益药物补养人体气血阴阳不足，改善衰弱状态，治疗各种虚证的方法。

③温中：中医学名词，温暖脾胃的一种疗法，适应于脾胃受寒，而致腹中冷痛，大便稀薄等症。

④顺气：即降逆下气，理气法之一，是治疗肺胃之气上逆的方法。例如肺气上逆，咳嗽哮喘，痰多气急，用定喘汤；胃虚寒而气上逆，呃逆不止，胸中不舒，脉迟，用丁香柿蒂汤。

⑤一脚子：相当于一只羊的四分之一块，也可理解为"一大块"或"一部分"。

⑥卸成事件：即拆割成零块儿。事件，即"什件"，零块儿。宋·吴自牧《梦粱录·卷四·食店》："卖早市点心，如煎白肠，羊、鹅事件之类。"

⑦草果：姜科植物草果的果实。性味辛温。有燥湿温中、截疟除痰的功效。用于寒湿内阻，脘腹胀痛，痞满呕吐，疟疾寒热，瘟疫发热。也可用作烹饪时煮肉的香料。

⑧官桂：即肉桂，为樟科常绿乔木植物肉桂的干皮和粗枝皮。气味辛香，为烹饪中常用的香辛料之一。有补火助阳，引火归原，散寒止痛，温通经脉的功效。用于阳痿宫冷，腰膝冷痛，肾虚作喘，虚阳上浮，眩晕目赤，心腹冷痛，虚寒吐泻，寒疝腹痛，痛经经闭。

⑨钱：重量，元朝的一钱合今 3.73 克。

⑩回回豆子：又名"胡豆"（《本草拾遗》）、"回鹘豆"（《契丹国志》）、"那合豆"（《救荒本草》）、"鹰嘴豆"、"鸡豆"（《中国主要植物志图说·豆科》）。为豆科植物鹰嘴豆的种子，是元代时常食用的豆类之一。

⑪升：容量，元朝时的一升合今 948.8 毫升。

⑫合（gě）：容量单位，一合为十分之一升，元朝时的一合当合今 94.88 毫升。

⑬芫荽（yán suī）：即胡荽，别称香菜、香荽、胡菜等，有特殊香味，可凉血、解表、解毒、祛风、透疹、健胃、消食，汤中加入芫荽叶主要用于提味。

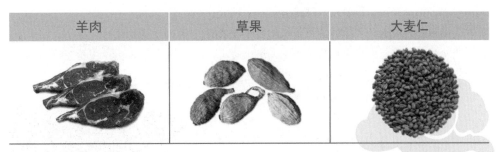（卷第一）

# 大麦①汤

温中下气②，壮脾胃，止烦渴，破冷气③，去腹胀。

羊肉（一脚子，卸成事件）　草果（五个）　大麦仁（二升，滚水淘洗净，微煮熟）

| 羊肉 | 草果 | 大麦仁 |
|---|---|---|

上件，熬成汤，滤净，下大麦仁，熬熟，盐少许，调和令匀，下事件肉。

【注释】

①大麦：为禾本科植物大麦的果实。味性甘凉。主治食滞泄泻，小便淋痛，水肿，烫伤。

②下气：指中药的降气或镇潜功能。

③冷气：泛指侵入人体的冷寒邪气。《诸病源候论·冷气候》："夫脏气虚，则内生寒也。气常行腑脏，腑脏受寒冷，即冷为寒冷所并，故为冷气。其状或腹胀，或腹痛，甚则气逆上而面青手足冷。"《圣济总录·诸气门》："冷气者，因寒冷搏于气所为也。"证见呼吸少气，胁肋刺痛，皮肤拘急，恶寒战栗，百节酸疼，咳嗽声嘶，膈脘痞塞。

# 八儿不汤

系西天①茶饭名。补中，下气②，宽胸膈③。

羊肉（一脚子，卸成事件） 草果（五个） 回回豆子（半升，捣碎，去皮） 萝卜（二个）

上件，一同熬成汤，滤净，汤内下羊肉，切如色数大④，熟萝卜切如色数大，咱夫兰⑤一钱，姜黄⑥二钱，胡椒⑦二钱，哈昔泥⑧半钱，芫荽叶、盐少许，调和匀，对香粳米⑨干饭食之，入醋少许。

## 【注释】

①西天：我国古代对印度的统称。

②下气：证名。指肠胃郁结而排泄气体。

③宽胸膈：中医学名词，与"宽胸、宽中、解郁、开郁、疏郁理气"是同一个意思。宽胸膈是中医治疗因情志抑郁而引起的气滞的方法。

④色数大：即骰子般大小。

⑤咱夫兰：即藏红花。为鸢尾科植物番红花的柱头。有活血化瘀，凉血解毒，解郁安神的功效。用于痛经，经闭，癥瘕，温毒发斑，产后瘀阻，忧郁痞闷，惊悸发狂，吐血，跌打肿痛等症。

⑥姜黄：为姜科植物姜黄或郁金的根茎。有破血行气，通经止痛的功效。用于胸胁刺痛，胸痹心痛，痛经经闭，癥瘕，风湿肩臂疼痛，跌扑肿痛。

⑦胡椒：为胡椒科常绿藤本植物胡椒的干燥果实，是常用辛辣调味料。有温中散寒，下气，消痰的功效。用于胃寒呕吐，腹痛泄泻，食欲不振，癫痫痰多等症。

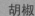

胡椒

⑧哈昔泥：蒙语的汉字记音，即中药"阿魏"。为伞形科植物新疆阿魏或阜康阿魏的树脂，也作调料。有消积，化癥，散痞，杀虫的功效。用于肉食积滞，瘀血癥瘕，腹中痞块，虫积腹痛。

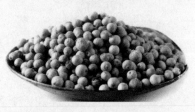

⑨粳米：即大米，为禾本科植物稻（粳稻）的种仁。有补中益气，健脾和胃，除烦渴，止泻痢的功效。《随息居饮食谱》："又有一种香粳米，自然有香，亦名香珠米，煮粥时加入之，香美异常，尤能醒胃。"

# 沙乞某儿①汤

补中，下气，和脾胃②。

羊肉（一脚子，卸成事件）　草果（五个）　回回豆子（半升，捣碎，去皮）沙乞某儿（五个，系蔓菁③）

上件，一同熬成汤，滤净，下熟回回豆子二合，香粳米一升。熟沙乞某儿切如色数大，下事件肉，盐少许，调和令匀。

# 苦豆汤

补下元①，理腰膝②，温中，顺气。

羊肉（一脚子，卸成事件）　草果（五个）　苦豆③（一两，系胡芦巴）

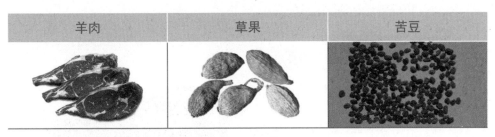

| 羊肉 | 草果 | 苦豆 |

上件，一同熬成汤，滤净，下河西④兀麻食⑤或米心馃子⑥，哈昔泥半钱，盐少许，调和。

# 木瓜汤

补中，顺气，治腰膝疼痛，脚气不仁①。

羊肉（一脚子，卸成事件）　草果（五个）　回回豆子（半升，捣碎，去皮）

上件，一同熬成汤，滤净，下香粳米一升，熟回回豆子二合，肉弹儿木瓜②二斤，取汁，沙糖四两，盐少许，调和，或下事件肉。

## 【注释】

①脚气不仁：病名，是脚气病的一种。不仁，没有感觉。

②木瓜：为蔷薇科植物贴梗海棠的果实。有舒筋活络，和胃化湿的功效。用于湿痹拘挛，腰膝关节酸重疼痛，暑湿吐泻，转筋挛痛，脚气水肿。

# 鹿头汤

补益，止烦渴，治脚膝疼痛。

鹿头蹄①（一副，退洗净，卸作块）

上件，用哈昔泥豆子大，研如泥，与鹿头蹄肉同拌匀，用回回小油四两同炒，入滚水熬。

令软，下胡椒三钱，哈昔泥二钱，荜菱②一钱，牛奶子一盏，生姜汁一合，盐少许，调和。一法用鹿尾③取汁，入姜末、盐，同调和。

荜菱

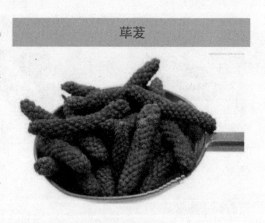

## 【注释】

①鹿头蹄：鹿头，鹿科动物梅花鹿或马鹿的头，此处所用当为鹿头肉。鹿蹄，为鹿科动物梅花鹿或马鹿的四脚蹄，此处所用当为鹿蹄肉。《中华养生汤》："鹿头，古医书有治老人消渴的鹿头方，补益精气的鹿头酒，克制鹿头为补益精气之品；鹿蹄，古医书也有鹿蹄方的记载，其性平，具有治风寒湿痹、腰脚酸痛的功效。此二物，配以荜菱、生姜、八角、小茴香、胡椒粉等，不仅调味，而且温中散寒，使鹿头为汤，味美而鲜，更得补益之功。"

②荜菱：为胡椒科植物荜菱的未成熟果穗，能温中散寒，下气止痛。

③鹿尾：为鹿科动物梅花鹿或马鹿的尾巴，将鹿尾由尾椎骨处割下，挂起阴干。味甘咸性温。《四川中药志》："暖腰膝，益肾精，治腰脊疼痛不能屈伸，肾虚遗精及头昏耳鸣。"

# 松黄汤

补中益气①，壮筋骨。

羊肉（一脚子，卸成事件）　草果（五个）　回回豆子（半升，捣碎，去皮）

上件，同熬成汤，滤净，熟羊胸子一个，切作色数大，松黄②汁二合，生姜汁半合，一同下炒，葱、盐、醋、芫荽叶，调和匀。对经卷儿③食之。

## 【注释】

①补中益气：中医对症治疗术语，就是调养脾胃，系"补、泄、清、散"等治疗手法之一。

②松黄：又称松花粉、松花。为松科植物马尾松、油松、赤松、黑松等的花粉。具有祛风，益气，收湿，止血之功效。常用于头痛眩晕，泄泻下痢，湿疹湿疮，创伤出血。

③经卷儿：一种面食名。其制法是，先将面团擀成面片后卷成卷，然后切成大小合适的块，经蒸制而成。由于从侧面看，该面食状如卷起的经卷（经书），故称为经卷儿。类似现代的大花卷儿。

# 秒汤

补中益气，健脾胃①。

羊肉（一脚子，卸成事件）　草果（五个）　回回豆子（半升，去皮）

上件，同熬成汤，滤净，熟干羊胸子一个，切片，秒②三升，白菜或荨麻菜③，一同下锅，盐调和匀。

## 【注释】

①健脾胃：指健运脾气、胃气的功能。

②秒（shā）：沙糖。《集韵·麻韵》："秒，蔗饴。通作沙。"

③荨（qián）麻菜：荨麻，为荨麻科植物麻叶荨麻、狭叶荨麻等的全草。有祛风通络，平肝定惊，消积通便，解毒的功效。用于风湿疼痛，产后抽搐、小儿惊风，风疹瘙痒，疝痛，毒蛇咬伤，跌打损伤，食积，便秘等。因荨麻的嫩芽可以食用，故又称荨麻菜。

# 大麦筭子粉①

补中益气，健脾胃。

羊肉（一脚子，卸成事件）　草果（五个）　回回豆子（半升，去皮）

| 羊肉 | 草果 | 回回豆子 |
|------|------|---------|
| 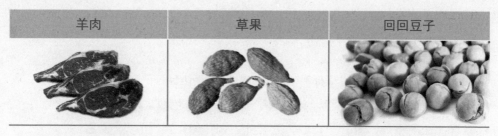 | | |

上件，同熬成汤，滤净，大麦粉三斤，豆粉一斤，同作粉。羊肉炒细乞马②，生姜汁二合，芫荽叶、盐、醋调和。

【注释】

①笇（suàn）子粉：一种长条状的面食。笇，古代用于计数的筹码。其长六寸，径一分。
②乞马：肉切细状。

# 大麦片粉

补中益气，健脾胃。

羊肉（一脚子，卸成事件）　草果（五个）　良姜①（二钱）

上件，同熬成汤，滤净，下羊肝酱②，取清汁，胡椒五钱，熟羊肉切作甲叶③，糟姜④二两，瓜齑⑤一两，切如甲叶，盐、醋调和，或浑汁亦可。

【注释】

①良姜：为姜科植物高良姜的根茎，可以入中药，也可作为调料。有温胃止呕，散寒止痛的功效。用于脘腹冷痛，胃寒呕吐，嗳气吞酸。
②羊肝酱：用羊肝捣泥加调味料制成的一种糊状食品。
③甲叶：将原料切成指甲片大小的薄片。
④糟姜：用糟与盐腌渍过的姜。
⑤瓜齑（jī）：是用瓜经渍腌而成的一类小菜。齑同斋，细切的腌菜。

# 糯米粉挡粉①

补中益气。

羊肉（一脚子，卸成事件）　草果（五个）　良姜（二钱）

上件，同熬成汤，滤净，用羊肝酱熬取清汁，下胡椒五钱，糯米粉二斤，与豆粉一斤，同作挡粉，羊肉切细乞马，入盐、醋调和，浑汁亦可。

## 【注释】

①糯米粉挌（chōu）粉：一种用糯米面和豆面制成面丝，加入面码儿制成的汤面。挌粉，指用手搓捏制成的面条。

# 河㹠<sup>①</sup>羹

补中益气。

羊肉（一脚子，卸成事件）  草果（五个）

上件，同熬成汤，滤净，用羊肉切细乞马，陈皮<sup>②</sup>五钱，去白，葱二两，细切，料物<sup>③</sup>二钱，盐、酱拌馅儿，皮用白面三斤，作河㹠，小油炸熟，下汤内，入盐调和，或清汁亦可。

## 【注释】

①㹠：同"豚"。

②陈皮：为芸香科常绿乔木植物橘及同属多种植物的成熟果实之果皮。有理气健脾，燥湿化痰的功效。用于脘腹胀满，食少吐泻，咳嗽痰多。

③料物：泛指由两种以上物品配制成的小调料。例如"卤料""十三香"。

# 阿菜汤

补中益气。

羊肉（一脚子，卸成事件）  草果（五个）  良姜（二钱）

| 羊肉 | 草果 | 良姜 |
|---|---|---|

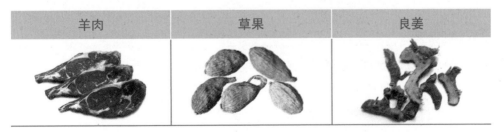

上件，同熬成汤，滤净，下羊肝酱，同取清汁，入胡椒五钱。另羊肉切片，羊尾子<sup>①</sup>一个，羊舌一个，羊腰子<sup>②</sup>一副，各切甲叶；蘑菇二两，白菜，一同下，清汁、盐、醋调和。

【注释】

①羊尾子：绵羊的尾巴，含有较多的脂肪。

②羊腰子：即羊内肾，又称羊肾。为牛科动物山羊或绵羊的肾脏器官。有补肾气，益精髓的作用。用于肾虚劳损，腰膝酸软，足膝痿弱，耳聋，消渴，尿频，肾虚阳痿，早泄遗精，遗尿等症。

# 鸡头粉雀舌𪔏子

补中，益精气①。

羊肉（一脚子，卸成事件） 草果（五个） 回回豆子（半升，捣碎，去皮）

上件，同熬成汤，滤净，用鸡头粉②二斤，豆粉一斤，同和，切作𪔏子，羊肉切细乞马，生姜汁一合，炒葱调和。

【注释】

①精气：指正气。《素问·通评虚实论》："邪气盛则实，精气夺则虚。"

②鸡头粉：用睡莲科植物芡的干燥种仁磨制成的粉。有益肾固精，补脾止泻，除湿止带的功效。用于遗精滑精，遗尿尿频，脾虚久泻，白浊，带下。

# 鸡头粉血粉

补中，益精气。

羊肉（一脚子，卸成事件） 草果（五个） 回回豆子（半升，捣碎，去皮）

上件，同熬成汤，滤净，用鸡头粉二斤，豆粉一斤，羊血①和作挡粉，羊肉切细乞马炒，葱、醋一同调和。

【注释】

①羊血：为牛科动物山羊或绵羊的血。有止血，祛瘀的功效。用于吐血，衄血，妇女崩漏，产后血晕，外伤出血，跌打损伤。

# 鸡头粉撅面①

补中，益精气。

羊肉（一脚子，卸成事件）　草果（五个）　回回豆子（半升，捣碎，去皮）

上件，同熬成汤，滤净，用鸡头粉二斤，豆粉一斤，白面一斤，同作面。羊肉切片儿乞马入炒，葱、醋一同调和。

## 鸡头粉挞粉

补中，益精气。

羊肉（一脚子，卸成事件）　草果（五个）　良姜（二钱）

上件，同熬成汤，滤净，用羊肝酱同取清汁，入胡椒一两，次用鸡头粉二斤，豆粉一斤，同作挞粉，羊肉切细乞马，下盐、醋调和。

## 鸡头粉馄饨①

补中益气。

羊肉（一脚子，卸成事件）　草果（五个）　回回豆子（半升，捣碎，去皮）

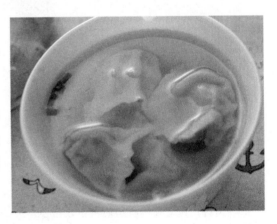

上件，同熬成汤，滤净，用羊肉切作馅，下陈皮一钱，去白，生姜一钱，细切，五味和匀，次用鸡头粉二斤，豆粉一斤，作枕头馄饨。汤内下香粳米一升，回回豆子二合，生姜汁二合，木瓜汁一合，同炒，葱、盐调和匀。

# 杂羹

补中益气。

羊肉（一脚子，卸成事件） 草果（五个） 回回豆子（半升，捣碎，去皮）

上件，同熬成汤，滤净，羊头洗净二个，羊肚①、肺②各二具，羊白血双肠③儿一副，并煮熟切，次用豆粉三斤，作粉，蘑菇半斤，杏泥④半斤，胡椒一两，入青菜、芫荽炒，葱、盐、醋调和。

## 【注释】

①羊肚：为牛科动物山羊或绵羊的胃。有补虚，健脾胃的功效。主治虚劳羸瘦，不能饮食，消渴，盗汗，尿频。

②羊肺：为牛科动物山羊或绵羊的肺。有补肺，止咳，利水的功效。主治肺痿，咳嗽气喘，消渴，水肿，小便不利。

③羊白血双肠：俗称"羊双肠"。把羊大肠去除杂物洗净，灌入羊血、羊脑、羊脂，系好肠口，微煮熟，略晾，待其中羊血等凝固之后，切成小段，再加入调料煮熟。

④杏泥：用新鲜杏的果肉做成的果酱类调料。

# 荤素羹

补中益气。

羊肉（一脚子，卸成事件） 草果（五个） 回回豆子（半升，捣碎，去皮）

上件，同熬成汤，滤净，豆粉三斤，作片粉，精羊肉切条道乞马，山药①一斤，糟姜二块，瓜齑一块，乳饼②一个，胡萝卜十个，蘑菇半斤，生姜四两，各切，鸡子十个，打煎饼，切，用麻泥一斤，杏泥半斤，同炒，葱、盐、醋调和。

## 【注释】

①山药：为薯蓣科植物的块根或根茎。有补脾养胃，生津益肺，补肾涩精的功效。用于脾虚食少，久泻不止，肺虚喘咳，肾虚遗精，带下，尿频，虚热消渴。

②乳饼：用牛、羊奶或者马奶经熬炼、压缩而制成的一种饼状的奶制品。

# 珍珠粉

补中益气。

羊肉（一脚子，卸成事件）　草果（五个）　回回豆子（半升，捣碎，去皮）

上件，同熬成汤，滤净，羊肉切乞马，心、肝、肚、肺各一具，生姜二两，糟姜四两，瓜虀一两，胡萝卜十个，山药一斤，乳饼一个，鸡子十个，作煎饼，各切，次用麻泥一斤，同炒，葱、盐、醋调和。

# 黄汤

补中益气。

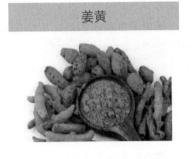

羊肉（一脚子，卸成事件）　草果（五个）
回回豆子（半升，捣碎，去皮）

上件，同熬成汤，滤净，下熟回回豆子二合，香粳米一升，胡萝卜五个，切，用羊后脚肉丸肉弹儿，肋枝①一个，切，寸金②，姜黄三钱，姜末五钱，咱夫兰一钱，芫荽叶同盐、醋调和。

## 【注释】

①肋枝：即羊排骨。
②寸金：厨师刀工中常用的术语，指把某种物料切或剁成长约一寸的小段儿。

# 三下锅

补中益气。

羊肉（一脚子，卸成事件）　草果（五个）　良姜（二钱）

上件，同熬成汤，滤净，用羊后脚肉丸肉弹儿，丁头馒子，羊肉指甲扁食①，胡椒一两，同盐、醋调和。

## 【注释】

①扁食：即水饺。

# 葵菜①羹

顺气。治癃闭不通。性寒，不可多食。今与诸物同制造，其性稍温。

羊肉（一脚子，卸成事件）　草果（五个）　良姜（二钱）

上件，同熬成汤，熟羊肚、肺各一具，切，蘑菇半斤，切，胡椒五钱，白面一斤，拌鸡爪面②，下葵菜炒，葱、盐、醋调和。

**【注释】**

①葵菜：是锦葵科一年生草本植物，学名冬葵，民间称冬寒菜、冬苋菜或滑菜。此菜中国各地有野生，幼苗或嫩茎叶可食用，也可入药。《诗经·豳风·七月》："七月烹葵及菽。"元代时仍称葵为百菜之王，但到了明代却将其列入草类。

生姜

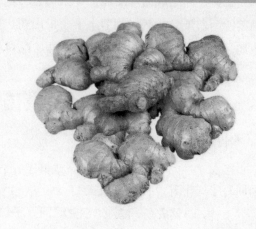

②鸡爪面：因羊肚、羊肺等已经切成鸡爪形的小条，用面挂糊后就成了外形颇似鸡爪的食品，故称为鸡爪面。

# 瓠子①汤

性寒。主消渴②，利水道。

羊肉（一脚子，卸成事件）　草果（五个）

上件，同熬成汤，滤净，用瓠子六个，去穰皮，切掠，熟羊肉，切片，生姜汁半合，白面二两，作面丝同炒，葱、盐、醋调和。

**【注释】**

①瓠子：即苦壶卢，为葫芦科植物苦葫芦的果实。有利水消肿的功效。用于水肿，黄疸，消渴，癃闭，痈肿恶疮，疥癣。

②消渴：即糖尿病。是由于先天禀赋不足，复因情志失调、饮食不节等原因所导致的以阴虚燥热为基本病机，以多尿、多饮、多食、乏力、消瘦，或尿有甜味为典型临床表现的一种疾病。

# 盏蒸

补中益气。

挦①羊背皮②或羊肉（三脚子，卸成事件） 草果（五个） 良姜（二钱） 陈皮（二钱，去白） 小椒③（二钱）

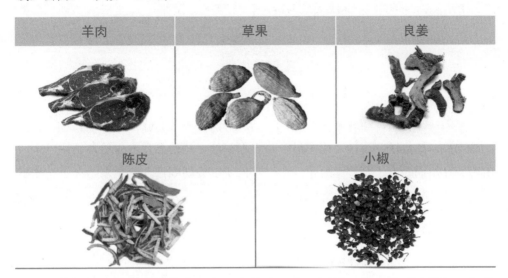

| 羊肉 | 草果 | 良姜 |
| 陈皮 | 小椒 | |

上件，用杏泥一斤，松黄二合，生姜汁二合，同炒，葱、盐五味调匀，入盏内蒸令软熟，对经卷儿食之。

## 【注释】

①挦（xián）：扯，拔（毛发）。

②羊背皮：羊脊背部的皮。味道醇厚，肉质鲜美，是元、明两朝御膳之物，还常用于皇帝封赏臣下。

③小椒：芸香科植物花椒的果皮，可作调味品。也可入药。

# 团鱼①汤

主伤中②，益气③，补不足④。

羊肉（一脚子，卸成事件） 草果（五个）

上件，熬成汤，滤净，团鱼五六个，煮熟，去皮、骨，切作块，用面二两，作面丝，生姜汁一合，胡椒一两，同炒，葱、盐、醋调和。

## 【注释】

①团鱼：即鳖（biē），又名甲鱼、元鱼，俗称王八。本动物的肉、头、脂肪、胆、卵、背甲及背甲所熬的胶块（鳖甲胶）均可供药用。

②主伤中：主治脾胃疾病。

③益气：也称补气。是治疗气虚病的主要方法。

④补不足：指能补养人的五脏、阴阳、气血等不足。

# 苔苗①羹

补中益气。

羊肉（一脚子，卸成事件） 草果（五个） 良姜（二钱）

上件，熬成汤，滤净，用羊肝下酱，取清汁，豆粉五斤，作粉，乳饼一个，山药一斤，胡萝卜十个，羊尾子一个，羊肉等，各切细，入台子菜、韭菜、胡椒一两，盐、醋调和。

## 【注释】

①苔苗：为藻类绿藻门苔菜的苗，常见蔬菜，也可入中药。

# 熊汤

治风痹不仁①，脚气。

熊肉②（二脚子，煮熟，切块） 草果（三个）

上件，用胡椒三钱，哈昔泥一钱，姜黄二钱，缩砂③二钱，咱夫兰一钱，葱、盐、酱一同调和。

## 【注释】

①风痹不仁：中医病名。指因受风邪所侵，而使肢体麻木、失去知觉或动作失灵的病。风痹：痹症的一种。

②熊肉：为熊科动物黑熊或棕熊的肉。中医认为熊肉有补虚损、强筋骨的功效，有治疗风痹筋骨不仁的作用。

③缩砂：即砂仁。又名缩砂仁、缩砂蜜等。为姜科植物阳春砂或缩砂的成熟果实或种子。有化湿开胃，温脾止泻，理气安胎的功效。用于湿浊中阻，脘痞不饥，脾胃虚寒，呕吐泄泻，妊娠恶阻，胎动不安。

# 鲤鱼汤

治黄疸①。止渴，安胎②。有宿瘕③者，不可食之。

大新鲤鱼（十头，去鳞肚，洗净）　小椒末（五钱）

| 鲤鱼 | 小椒末 |
|---|---|
| 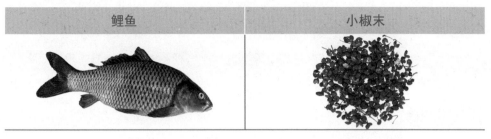 | |

上件，用芫荽末五钱，葱二两，切，酒少许，盐一同淹④，拌清汁内，下鱼，次下胡椒末五钱，生姜末三钱，荜茇末三钱，盐、醋调和。

## 【注释】

①黄疸：是由于感受湿热疫毒等外邪，导致湿浊阻滞，脾胃肝胆功能失调，胆液不循常道，随血泛溢引起的以目黄、身黄、尿黄为主要临床表现的一种肝胆病证。

②安胎：治疗学术语，出自《经效产宝》。指对胎动不安或有滑胎史的孕妇进行治疗的方法，以预防流产。

③宿瘕：肚腹中有结块长期不愈。

④淹：同"腌"。下同。

# 炒狼汤

古本草不载狼肉①，今云性热，治虚弱。然食之末②闻有毒。今制造用料物以助其味，暖五脏，温中。

狼肉（一脚子，卸成事件）　草果（三个）　胡椒（五钱）　哈昔泥（一钱）荜茇（二钱）　缩砂（二钱）　姜黄（二钱）　咱夫兰（一钱）

上件，熬成汤，用葱、酱、盐、醋一同调和。

## 【注释】

①狼肉：为犬科动物狼的肉。

②末：没有。

# 围像

补益五脏。

羊肉（一脚子，煮熟，切细） 羊尾子（二个，熟，切细） 藕①（二枚） 蒲笋②（二斤） 黄瓜③（五个） 生姜（半斤） 乳饼（二个） 糟姜（四两） 瓜虀（半斤） 鸡子（一十个，煎作饼） 蘑菇（一斤） 蔓菁菜 韭菜（各切条道）

上件，用好肉汤，调麻泥二斤、姜末半斤，同炒。葱、盐、醋调和，对胡饼④食之。

## 【注释】

①藕：又称莲藕，属莲科植物根茎，可餐食也可药用。生品清热生津，凉血止血；熟用补益脾胃，益血生肌。

②蒲笋：为香蒲科植物长苞香蒲或其同属多种植物的带有部分嫩茎的根茎。有清热凉血，利水消肿的功效。用于孕妇劳热，胎动下血，消渴，口疮，热痢，淋病，白带，水肿，瘰疬。

③黄瓜：为葫芦科植物黄瓜的果实。可作为蔬菜及水果，也可入药。有除热，利水，解毒的功效。用于烦渴，咽喉肿痛，火眼，烫伤。

④胡饼：即馕。馕以面粉为主要原料，多为发酵的面，但不放碱而放少许盐。

# 春盘面①

补中益气。

白面（六斤，切细面） 羊肉（二脚子，煮熟，切条道乞马） 羊肚肺（各一个，煮熟切） 鸡子（五个，煎作饼，裁幡②） 生姜（四两，切） 韭黄③（半斤） 蘑菇（四两） 台子菜 蓼牙④ 胭脂⑤

上件，用清汁，下胡椒一两，盐、醋调和。

## 【注释】

①春盘面：这是中国古代每在立春日，用肉、菜等制成的一种色彩鲜艳的食品，名曰"春盘"。以象征春天桃红柳绿，万象更新。

②幡（fān）：原指一种窄长的旗子，垂直悬挂，此处指将饼切成长条。

③韭黄：是韭菜通过培土、遮光覆盖等措施，在不见光的环境下经软化栽培后生产的黄化韭菜。

④牙：通"芽"。

⑤胭脂：用红兰花或苏木等制成的一种紫红色的颜料，无毒，可以作为化妆品，也可作为食品着色剂，也可入中药。

# 皂羹面

补中益气。

白面（六斤，切细面）　羊胸子（二个，退洗净，煮熟，切如色数块）

| 白面 | 羊胸子 |
| --- | --- |
| 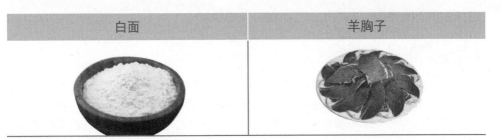 | |

上件，用红曲[1]三钱，淹拌，熬令软，同入清汁内，下胡椒一两，盐、醋调和。

【注释】

①红曲：为曲霉科真菌红曲霉的菌丝体寄生在粳米上而成的红曲米，是一种食品着色剂，也可作调味料，也入中药。

# 山药面

补虚羸[1]，益元气。

白面（六斤）　鸡子（十个，取白）　生姜汁（二合）　豆粉（四两）

上件，用山药三斤，煮熟，研泥，同和面，羊肉二脚子，切丁头乞马，用好肉汤下炒，葱、盐调和。

【注释】

①虚羸：虚弱，消瘦。

# 挂面

补中益气。

羊肉（一脚子，切细乞马）　挂面（六斤）　蘑菇（半斤，洗净，切）　鸡子（五个，煎作饼）　糟姜（一两，切）　瓜齑（一两，切）

上件，用清汁，下胡椒一两，盐、醋调和。

## 经带面①

补中益气。

羊肉（一脚子，炒焦肉乞马②） 蘑菇（半斤，洗净，切）

上件，用清汁，下胡椒一两，盐、醋调和。

### 【注释】

①经带面：古面点。是一种主料切成经带状的食品。在该条中没有谈到主料，疑有脱文。元《居家必用事类全集》载：头白面二斤、碱一两、盐二两研细。新汲水破开（加水冲开），和溲比擀面微软。以拗棒拗百余下。停一时许，再拗百余下，擀至极薄，切如经带样。滚汤下，候熟，入凉水（在凉水中过一下），拨汁，任意。

②炒焦肉乞马：是指把羊肉丝炒至焦熟，当面码儿。

## 羊皮面

补中益气。

羊皮（二个，捋洗净，煮软） 羊舌（二个，熟） 羊腰子（四个，熟，各切如甲叶） 蘑菇（一斤，洗净） 糟姜（四两，各切如甲叶）

上件，用好肉酽汤①或清汁，下胡椒一两，盐、醋调和。

### 【注释】

①好肉酽（yàn）汤：即用好肉熬制成的浓汤。酽，指汁液浓，味厚。

## 秃秃麻食①（系手撇面）

补中益气。

白面（六斤，作秃秃麻食） 羊肉（一脚子，炒焦肉乞马）

上件，用好肉汤下炒葱，调和匀，下蒜酪②、香菜末。

### 【注释】

①秃秃麻食：即面片，原文注"手撇面"，又称"秃秃么思"。其词源为突厥语的"tutmaq"，在古代也常被译作"秃秃么思""吐吐麻食"等。

②蒜酪：北方常食之物，后因以指北方少数民族。

# 细水滑① （绢边水滑一同）

补中益气。

白面（六斤，作水滑）　羊肉（二脚子，炒焦肉乞马）　鸡儿（一个，熟，切丝）　蘑菇（半斤，洗净，切）

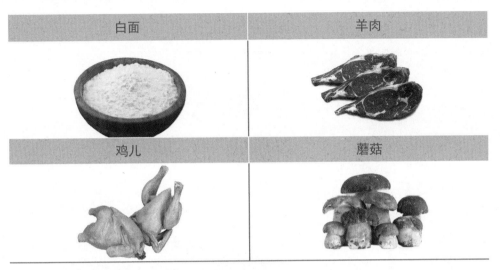

| 白面 | 羊肉 |
| --- | --- |
| 鸡儿 | 蘑菇 |

上件，用清汁，下胡椒一两，盐、醋调和。

【注释】

①细水滑：是一种用手蘸凉水后，制成面片儿入水煮熟的面食。原注中说这种食品与"绢边水滑"相同，是意指本食品边缘之薄如绢。

# 水龙棋子

补中益气。

羊肉（二脚子，熟，切作乞马）　白面（六斤，切作钱眼棋子①）　鸡子（十个）山药（一斤）　糟姜（四两）　胡萝卜（五个）　瓜齑（二两，各切细）　三色弹儿（内一色肉弹儿，外二色粉，鸡子弹儿）

上件，用清汁，下胡椒二两，盐、醋调和。

【注释】

①钱眼棋子：指把物料切成像古代铜钱当中方孔大小的棋子状小丁块儿。

## 马乞<sup>①</sup>（系手搓面。或糯米粉，鸡头粉亦可）

补中益气。

白面（六斤，作乞马）　羊肉（二脚子，熟，切乞马）

上件，用好肉汤炒，葱、醋、盐一同调和。

【注释】

①马乞：少数民族的一种面食。原注中说是"手搓面"。

## 搠罗脱因<sup>①</sup>（系畏兀儿<sup>②</sup>茶饭）

补中益气。

白面（六斤，和，按作钱样）　羊肉（二脚子，熟切）

羊舌（二个，熟切）　山药（一斤）　蘑菇（半斤）　胡萝卜（五个）　糟姜（四两，切）

上件，用好酽肉汤同下、炒，葱、醋调和。

| 胡萝卜 |
| --- |

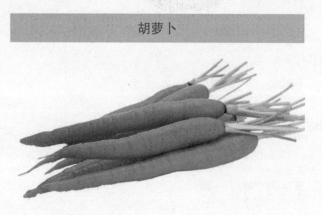

【注释】

①搠罗脱因：维吾尔族的一种面食。

②畏兀儿：即维吾尔。

## 乞马粥

补脾胃，益气力。

羊肉（一脚子，卸成事件，熬成汤，滤净）　粱米<sup>①</sup>（二升，淘洗净）

上件，用精肉切碎乞马，先将米下汤内，次下乞马、米、葱、盐，熬成粥，或下圆米<sup>②</sup>，或折米<sup>③</sup>，或渴米皆可。

【注释】

①粱米：为禾本科植物粟的一种粱的种仁，根据其颜色的不同又可分为青粱米、白

梁米、黄粱米等。

②圆米：经过加工的粳米。把质量上等的大米经粗捣后，取其中颗粒圆净者即为"圆米"，也称"渴米"。

③折米：又称"浙米"。是把小米舂捣后，取其中颗粒圆净者，即为"浙米"。

# 汤粥

补脾胃，益肾气①。

羊肉（一脚子，卸成事件）

上件，熬成汤，滤净，次下梁米三升，作粥熟，下米、葱、盐，或下圆米、渴米、折米皆可。

【注释】

①益肾气：补益人的肾气。肾气：是指肾精所化之气，它反映了肾的功能活动，如生长、发育及性机能活动等。

# 梁米淡粥

补中益气。

梁米（二升）

上先将水滚过，澄清，滤净，次将米淘洗三五遍，熬成粥，或下圆米、渴米、折米皆可。

# 河西米①汤粥

补中益气。

羊肉（一脚子，卸成事件）　河西米（二升）

上熬成汤，滤净，下河西米，淘洗净，次下细乞马、米、葱、盐，同熬成粥，或不用乞马亦可。

【注释】

①河西米：指黄河以西所产稷米。

# 撒速汤① （系西天茶饭名）

治元脏②虚冷，腹内冷痛，腰脊酸疼。

羊肉（二脚子，头蹄一副） 草果（四个） 官桂（三两） 生姜（半斤） 哈昔泥（如回回豆子两个大）

上件，用水一铁络，熬成汤，于石头锅内盛炖，下石榴子③一斤，胡椒二两，盐少许，炮石榴子用小油一勺，哈昔泥如豌豆一块，炒鹅黄色微黑，汤末④子油去净，澄清，用甲香⑤、甘松⑥、哈昔泥、酥油⑦烧烟熏瓶，封贮任意。

## 【注释】

①撒速汤：元代宫廷菜。据书中解释为古代印度的一种茶饭名。

②元藏：即肾脏。

③石榴子：为石榴科植物石榴的果实，有酸、甜两种。

④末：通"沫"。

⑤甲香：又称云母、海月。为蝾螺科动物蝾螺或其近缘动物的壳盖。有清湿热，祛痰火，解疮毒的功效。用于脘腹满痛，痢疾，淋证，高血压，头痛，痔瘘，头疮，疥癣等。

⑥甘松：又名香松、甘香松。为败酱科植物甘松的干燥根及根茎。有理气止痛，开郁醒脾的功效；外用祛湿消肿。用于脘腹胀满，食欲不振，呕吐；外用治牙痛，脚气肿毒。

⑦酥油：又名苏，酪苏，酥，马思哥油，白酥油。为羊乳或牛乳经加工提炼而成。

# 炙羊心

治心气①惊悸②，郁结③不乐。

羊心（一个，带系桶④） 咱夫兰（三钱）

上件，用玫瑰⑤水一盏，浸取汁，入盐少许，签子签羊心，于火上炙，将咱夫兰汁徐徐涂之，汁尽为度，食之。安宁心气，令人多喜。

## 【注释】

①心气：指心之精气，表现为心主血脉、主神志的功能活动。

②惊悸：因惊慌而心跳得厉害。

③郁结：多指心情郁闷，难以解开的缠结。

④带系桶：即羊心带有部分动、静脉的脉管。

⑤玫瑰：为蔷薇科植物玫瑰的干燥花蕾。有清热解毒，祛湿的功效。用于风热感冒，咽喉肿痛，湿热泻痢，湿疹，疮疖，蛇虫咬伤。姚可成《食物本草》："主利肝脾，益肝胆，辟邪恶之气，食之芳香甘美，令人神爽。"

# 攒鸡儿[1]

肥鸡儿（十个，挦洗净，熟切攒） 生姜汁（一合） 葱（二两，切） 姜末（半斤） 小椒末（四两） 面（二两，作面丝）

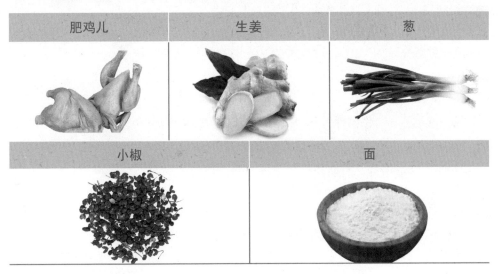

| 肥鸡儿 | 生姜 | 葱 |
|--------|------|-----|
| 小椒 | 面 | |

上件，用煮鸡儿汤炒，葱、醋入姜汁调和。

**【注释】**

①攒（cuán）鸡儿：是把鸡切解、去大骨后，再聚集在一起，配以其他辅料制成的一种食品。攒，有聚的意思，在此是先切再聚。

# 炙羊腰

治卒患腰眼疼痛者。

羊腰（一对） 咱夫兰（一钱）

上件，用玫瑰水一杓，浸取汁，入盐少许，签子签腰子火上炙。将咱夫兰汁徐徐涂之，汁尽为度，食之。甚有效验。

# 炒鹌鹑

鹌鹑[1]（二十个，切成事件） 萝卜（二个，切） 姜末（四两） 羊尾子（一个，各切如色数） 面（二两，作面丝）

上件，用煮鹌鹑汤炒，葱、醋调和。

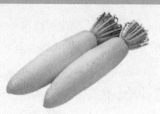

萝卜

**【注释】**

①鹌鹑：鹌鹑被誉为"动物人参"。肉含有多种维生素、无机盐、卵磷脂和多种人体必需的氨基酸，且易于消化吸收，有很好的补益作用。

# 盘兔①

兔儿（二个，切作事件） 萝卜（二个，切） 羊尾子（一个，切片） 细料物（二钱）

上件，用炒，葱、醋调和，下面丝二两，调和。

**【注释】**

①盘兔：即对兔肉进行加工、烹饪。盘，此处有修治、烹调的意思。

# 河西肺

羊肺（一个） 韭（六斤，取汁） 面（二斤，打糊） 酥油（半斤） 胡椒（二两） 生姜汁（二合）

上件，用盐调和匀，灌肺，煮熟，用汁浇食之。

# 姜黄腱子

羊腱子（一个，熟） 羊肋枝（二个，截作长块） 豆粉（一斤） 白面（一斤） 咱夫兰（二钱） 栀子①（五钱）

上件，用盐、料物调和，搽腱子，下小油炸。

**【注释】**

①栀子：为茜草科植物栀子的干燥成熟果实。味苦，性寒。有泻火除烦，清热利湿，凉血解毒的功效；外用有消肿止痛的功效。用于热病心烦，湿热黄疸，淋证涩痛，血热吐衄，目赤肿痛，火毒疮疡；外治扭挫伤痛。

# 鼓儿签子

羊肉（五斤，切细）　羊尾子（一个，切细）　鸡子（十五个）　生姜（二钱）
葱（二两，切）　陈皮（二钱，去白）　料物（三钱）

上件，调和匀，入羊白肠①内，煮熟切作鼓样，用豆粉一斤，白面一斤，咱
夫兰一钱，栀子三钱，取汁，同拌鼓儿签子，入小油炸。

## 【注释】

①羊白肠：即洗净的羊大肠。

# 带花羊头

羊头（三个，熟切）　羊腰（四个）　羊肚肺（各一具，煮熟切，攒，胭脂染）
生姜（四两）　糟姜（二两，各切）　鸡子（五个，作花样）　萝卜（三个，作花样）

上件，用好肉汤炒，葱、盐、醋调和。

# 鱼弹儿

大鲤鱼（十个，去皮、骨、头、尾）　羊尾子（二个，同剁为泥）　生姜（一
两，切细）葱（二两，切细）　陈皮末（三钱）　胡椒末（一两）　哈昔泥（二钱）

上件，下盐，入鱼肉内拌匀，丸如弹儿，用小油炸。

# 芙蓉鸡

鸡儿（十个，熟攒）　羊肚、肺（各一具，熟切）　生姜（四两，切）　胡萝卜（十
个，切）　鸡子（二十个，煎作饼，刻花样）　赤根①　芫荽（打糁②）　胭脂　栀子（染）
杏泥（一斤）

上件，用好肉汤炒，葱、醋调和。

## 【注释】

①赤根：即菠菜，又名菠薐。
②糁（shēn）：散粒、碎粒。

# 肉饼儿

精羊肉（十斤，去脂膜筋，捶为泥） 哈昔泥（三钱） 胡椒（二两） 荜茇（一两） 芫荽末（一两）

上件，用盐调和匀，捻饼，入小油炸。

# 盐肠

羊苦肠①（水洗净）

上件，用盐拌匀，风干，入小油炸。

【注释】

①羊苦肠：即羊小肠。

# 脑瓦剌①

熟羊胸子（二个，切薄片） 鸡子（二十个，熟）

上件，用诸般生菜，一同卷饼。

【注释】

①脑瓦剌：意不明，存疑。

# 姜黄鱼

鲤鱼（十个，去皮鳞） 白面（二斤）
豆粉（一斤） 芫荽末（二两）

上件，用盐、料物淹拌过搽鱼，入小油
炸熟，用生姜二两，切丝，芫荽叶，胭脂染，
萝卜丝炒，葱调和。

芫荽

# 攒雁

雁（五个，煮熟，切攒） 姜末（半斤）

上用好肉汤炒，葱、盐调和。

# 猪头姜豉

猪头①（二个，洗净，切成块）　陈皮（二钱，去白）　良姜（二钱）　小椒（二钱）　官桂（二钱）　草果（五个）　小油（一斤）　蜜②（半斤）

上件，一同熬成，次下芥末③炒，葱、醋、盐调和。

## 【注释】

①猪头：此处应为猪的头皮肉，而非整个猪头。《食疗本草》记有："猪头：主补虚，益气力，去惊痫、五痔，下丹石。"而猪脑《本草纲目》则言："甘、寒，有毒。"

②蜜：又蜂蜜、石蜜、蜂糖、百花精。为蜜蜂科昆虫中华蜜蜂等所酿的蜜糖。

③芥末：又称芥子末、西洋山芋菜。为十字花科植物芥菜成熟的种子经碾磨成的碎末。芥末常作为调味品使用，有独特的辛辣气。

# 蒲黄瓜齑

净羊肉（十斤，煮熟，切如瓜齑）　小椒（一两）　蒲黄①（半斤）

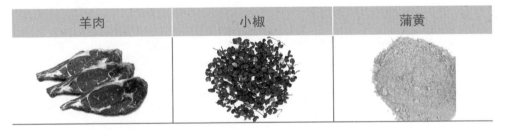

| 羊肉 | 小椒 | 蒲黄 |

上件，用细料物一两，盐同拌匀。

## 【注释】

①蒲黄：为香蒲科植物水烛香蒲和东方香蒲或同属植物的干燥花粉。

# 攒羊头

羊头（五个，煮熟攒）　姜末（四两）　胡椒（一两）

上件，用好肉汤炒，葱、盐、醋调和。

## 攒牛蹄（马蹄、熊掌一同）

牛蹄（一副，煮熟，攒） 姜末（二两）

上件，用好肉汤同炒，葱、盐调和。

## 细乞思哥

羊肉（一脚子，煮熟，切细） 萝卜（二个，熟，切细） 羊尾子（一个，熟切） 哈夫儿[1]（二钱）

上件用好肉汤同炒，葱调和。

羊肉

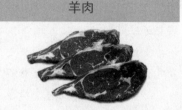

【注释】

[1]哈夫儿：古蒙语的汉字记音。

## 肝生

羊肝（一个，水浸，切细丝） 生姜（四两，切细丝） 萝卜（二个，切细丝） 香菜 蓼子（各二两，切细丝）

上件，用盐、醋、芥末调和。

## 马肚盘

马肚肠（一副，煮熟，切） 芥末（半斤）

上件，将白血[1]灌肠，刻花样，涩脾[2]，和脂剁心子攒成炒，葱、盐、醋、芥末调和。

【注释】

[1]白血：古代厨师习惯称动物的白油脂和脑浆为"白血"。

[2]涩脾：一种看法是，涩脾是指把马肚子（胃）的黏液和杂质洗去。涩，指使其不润腻，引申为洗去滑黏的液体及其杂物。

# 炸胙①儿

系细项。

胙儿（二个，卸成各一节） 哈昔泥（一钱） 葱（一两，切细）

上件，用盐一同淹拌，少时，入小油炸熟。次用咱夫兰二钱，水浸汁，下料物、芫荽末，同糁拌。

【注释】

①胙（zuò）：动物的里脊肉。

# 熬蹄儿

羊蹄（五副，退洗净，煮软，切成块） 姜末（一两） 料物（五钱）

上件，下面丝炒，葱、醋、盐调和。

# 熬羊胸子

羊胸子（二个，煺毛洗净，煮软，切作色数块） 姜末（二两） 料物（五钱）

上件，用好肉汤，下面丝炒，葱、盐、醋调和。

# 鱼鲙①

新鲤鱼（五个，去皮、骨、头、尾） 生姜（二两） 萝卜（二个） 葱（一两） 香菜 蓼子（各切如丝） 胭脂（打糁）

上件，下芥末炒，葱、盐、醋调和。

【注释】

①鱼脍（kuài）：指生鱼片，是以新鲜的鱼贝类生切成片，蘸调味料食用的食物总称。

# 红丝

羊血同白面（依法煮熟） 生姜（四两） 萝卜（一个） 香菜 蓼子（各一两，切细丝）

上件，用盐、醋、芥末调和。

# 烧雁

烧鹔鹅①、烧鸭子等同。

雁（一个，去毛、肠、肚，净） 羊肚（一个，退洗净，包雁） 葱（二两） 芫荽末（一两）

上件，用盐同调，入雁腹内烧之。

【注释】

①鹔鹅：水鸟名。

# 烧水札

水札①（十个， 洗净） 芫荽末（一两） 葱（十茎） 料物（五钱）

上件，用盐同拌匀烧，或以肥面包水扎，就笼内蒸熟亦可。或以酥油水和面包水扎，入炉鏊②内烤熟亦可。

【注释】

①水札：水鸟名。

②炉鏊（ào）：相当于现在"烤炉"一类的炊具。

# 柳蒸羊

羊（一口，带毛）

上件，于地上作炉，三尺深，周回以石，烧令通赤，用铁芭①盛羊上，用柳子盖覆，土封，以熟为度。

【注释】

①铁芭：用铁条制成的带有支架的火箅子。

# 仓馒头①

羊肉 羊脂 葱 生姜 陈皮（各切细）

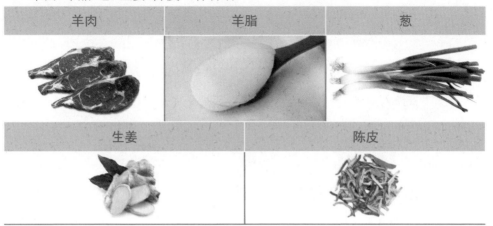

| 羊肉 | 羊脂 | 葱 |
| --- | --- | --- |
| 生姜 | 陈皮 | |

上件，入料物、盐、酱，拌和为馅。

## 【注释】

①仓馒头：仓圆形包有肉馅的馒头。馒头，据宋代《事物纪原》载："诸葛亮南征，将渡泸水。土俗杀人首祭神，亮令杂用牛、羊、豕肉包之以面，像人头代之。馒头名始于此。"现在的馒头多无馅。

# 鹿奶肪馒头

或做仓馒头，或做皮薄馒头皆可。

鹿奶肪 羊尾子（各切如指甲片） 生姜 陈皮（各切细）

上件，入料物、盐，拌和为馅。

# 茄子馒头

羊肉 羊脂 羊尾子 葱 陈皮（各切细）
嫩茄子①（去穰）

上件，同肉作馅，却入茄子内蒸，下蒜酪、香菜末，食之。

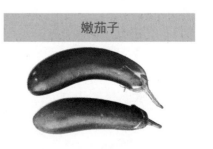

嫩茄子

【注释】

①茄子：为茄科植物茄的果实。

# 剪花馒头

羊肉 羊脂 羊尾子 葱 陈皮（各切细）

上件，依法入料物、盐、酱拌馅包馒头，用剪子剪诸般花样，蒸，用胭脂染花。

# 水晶角儿

羊肉 羊脂 羊尾子 葱 陈皮 生姜（各切细）

上件，入细料物、盐、酱拌匀，用豆粉作皮包之。

# 酥皮奄子

羊肉 羊脂 羊尾子 葱 陈皮 生姜（各切细或下瓜哈孙①，系山丹根）

上件，入料物、盐、酱拌匀，用小油、米粉与面，同和作皮。

陈皮

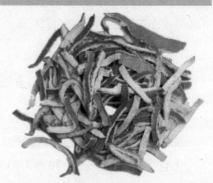

【注释】

①瓜哈孙：为百合科植物山丹的鳞茎。味甘、性凉，可作蔬菜，也入中药。

# 撇列角儿①

羊肉 羊脂 羊尾子 新韭（各切细）

上件，入料物、盐、酱拌匀，白面作皮，鏊上炮熟，次用酥油、蜜，或以葫芦②瓠子作馅亦可。

【注释】

①撇列角儿：蒙语，馅饼一类的食品。

②葫芦：为葫芦科植物瓢瓜的果实。嫩果肉可作蔬菜，种子和陈旧的老熟果皮亦可作药用。

## 莳萝角儿

羊肉 羊脂 羊尾子 葱 陈皮 生姜（各切细）

上件，入料物、盐、酱拌匀，用白面、蜜与小油拌入锅内，滚水搅熟作皮。

## 天花①包子（或作蟹黄亦可。藤花包子一同）

羊肉 羊脂 羊尾子 葱 陈皮 生姜（各切细）
天花（滚水烫熟，洗净，切细）

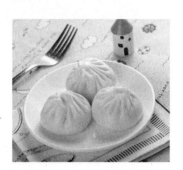

上件，入料物、盐、酱拌馅，白面作薄皮，蒸。

### 【注释】

①天花：蕈类植物。《本草纲目·菜部》：天花蕈。
释名"又叫天花菜"。

## 荷莲兜子

羊肉（三脚子，切） 羊尾子（二个，切） 鸡头仁（八两） 松黄（八两）
八檐仁①（四两） 蘑菇（八两） 杏泥（一斤） 胡桃仁（八两） 必思苔仁②（四两）
胭脂（一两） 栀子（四钱） 小油（二斤） 生姜（八两） 豆粉（四斤） 山药（三
斤） 鸡子（三十个） 羊肚肺（各二副） 苦肠（一副） 葱（四两） 醋（半瓶）
芫荽叶

上件，用盐、酱、五味调和匀，豆粉作皮，入盏内蒸，用松黄汁浇食。

### 【注释】

①八檐仁：即巴旦杏仁。为蔷薇科植物扁桃的种子。具有润肺化痰，下气止咳之功效。
常用于虚劳咳嗽，心腹满闷。

②必思苔：即开心果，又名阿月浑子。为漆树科黄连木属的多年生落叶果树的果实。

# 黑子儿[1]烧饼

白面（五斤） 牛奶子（二升） 酥油（一斤） 黑子儿（一两，微炒）

上件，用盐、减[2]少许，同和面作烧饼。

**【注释】**

①黑子儿：黑芝麻。

②减：减同"减"，借作"碱"。

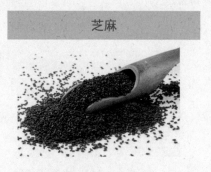

芝麻

# 牛奶子烧饼

白面（五斤） 牛奶子（二斤） 酥油（一斤） 茴香[1]（一两，微炒）

上件，用盐、减少许，同和面作烧饼。

**【注释】**

①茴香：为伞形科植物茴香的果实。

# 钲饼（经卷儿一同）

白面（十斤） 小油（一斤） 小椒（一两，炒去汁） 茴香（一两，炒）

上件，隔宿用酵子[1]、盐、减、温水，一同和面。次日入面接肥，再和成面。每斤作二个，入笼内蒸。

**【注释】**

①酵子：又称作酵头、面肥、老肥、面引子等，含有酵母的面团，用于面团的发酵。

# 颇儿必汤（即羊辟膝骨）

主男女虚劳[1]，寒中[2]，嬴瘦[3]，阴气[4]不足。利血脉[5]，益经气[6]。

颇儿必三四十个，水洗净。

上件，用水一铁络，同熬。四分中熬取一分，澄滤净，去油去滓，再凝定。如欲食，任意多少。

## 【注释】

①虚劳：中医病症名，又称虚损，是由于禀赋薄弱、后天失养及外感内伤等多种原因引起的，以脏腑功能衰退，气血阴阳亏损，日久不复为主要病机，以五脏虚症为主要临床表现的多种慢性虚弱症候的总称。

②寒中：是阳气素虚，风邪外袭，邪从寒化之证，以汗出，恶风，流泪为主症。

③羸瘦：瘦弱。

④阴气：中医概念，与阳气相对。就功能与形态来说，阴气指形质；就脏腑机能来说，则五脏之气为阴气；就营卫之气来说，则营气为阴气；就运动的方向和性质来说，则行于内里的、向下的、抑制的、减弱的、重浊的为阴气。

⑤利血脉：即对血液经路的流通有益。

⑥经气：运行于经脉中之气，亦称脉气。是先后天精气的结合物而运行、输布全身，不但指经脉的运动功能和经脉中的营养物质，而且是整体生命功能的表现。《素问·离合真邪论》："真气者，经气也。"

# 米哈讷关列孙①

治五劳七伤②，脏气③虚冷。常服补中益气。

羊后脚一个（去筋膜，切碎）

上件，用净锅内干爁④熟。令盖封闭，不透气，后用净布绞纽取汁。

## 【注释】

①米哈讷关列孙：意不明，存疑。

②五劳七伤：泛指各种疾病和致病因素。"劳"指过度疲劳，不管是视、卧、坐、立、行，或心、志、思、忧、疲，或肝、心、脾、肺、肾各样过劳，都称为"五劳"；"七伤"是指"七情之伤"，"七情"是喜、怒、忧、思、悲、恐、惊。喜伤心，怒伤肝，悲忧伤肺，思伤脾，惊恐伤肾，是为"七伤"。

③脏气：即五脏之气。指五脏的机能活动。

④爁（làn）：烤炙。

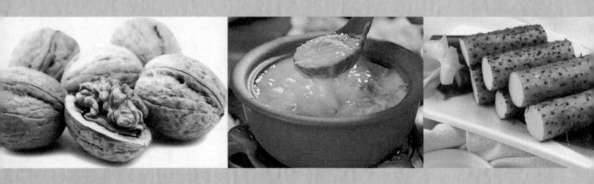

图解饮膳正要

卷第二

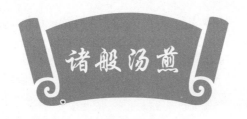

# 桂浆

生津①止渴，益气和中②，去湿③逐饮④。

生姜（三斤，取汁） 熟水（二斗） 赤茯苓⑤（三两，去皮，为末） 桂⑥（三两，去皮，为末） 曲末⑦（半斤） 杏仁⑧（一百个，汤洗，去皮、尖，生研为泥） 大麦蘖⑨（半两，为末） 白沙蜜（三斤，炼净。）

上用前药，蜜水拌和匀，入磁罐内，油纸封口数重，泥固济，冰窖内放三日方熟。绵滤冰浸，暑月饮之。

## 【注释】

①生津：指口腔中分泌出唾液。在中国传统的养生中，唾液是无上宝贵，有延寿浆之美誉。唾液中含有多种有助益身体成分，尤其在促进消化，增强养分吸收功能方面，有着很大的作用。口中生津一方面可以解渴舒顺，另一方面可以滋润自己的生命。

②益气和中：中医的术语。气是人体内的精微物质，是运动不息的，若疾病影响到气的运动，称为气机不畅，使其恢复，就是益气。"中"指中焦，就是脾胃。脾气主升，胃气主降，一升一降，是人体之气运行的枢纽，因此疾病容易引起脾胃的气机不畅。益气和中就是使脾胃之气顺畅，调和脾胃之气。

③去湿：即驱除湿邪。

④逐饮：治疗饮症。饮，病症名。《金匮要略·痰饮咳嗽病脉证并治》："夫饮有四……有痰饮，有悬饮，有溢饮，有支饮。"

⑤赤茯苓：又称赤苓、赤茯。为多孔菌科植物茯苓的干燥菌核近外皮部的淡红色部分。有行水，利湿热，健中和脾的功效。主治小便不利，淋浊，泻痢。

⑥桂：即中药肉桂，又称官桂。

⑦曲末：为粉末状的神曲。神曲又名六神曲。为辣蓼、青蒿、杏仁等药加入面粉或麸皮混合后，经发酵而制成的曲剂。

⑧杏仁：为蔷薇科植物杏或山杏等的干燥种子。

杏仁

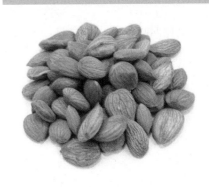

⑨大麦蘖：即麦芽。又称大麦毛、大麦芽。为禾本科植物大麦的成熟果实。有行气消食，健脾开胃，回乳消胀的功效。用于食积不消，脘腹胀痛，脾虚食少，乳汁郁积，乳房胀痛，妇女断乳，肝郁胁痛，肝胃气痛。

# 桂沉浆

去湿逐饮，生津止渴，顺气。

紫苏叶①（一两，锉②）　沉香③（三钱，锉）　乌梅④（一两，取肉）　沙糖（六两）

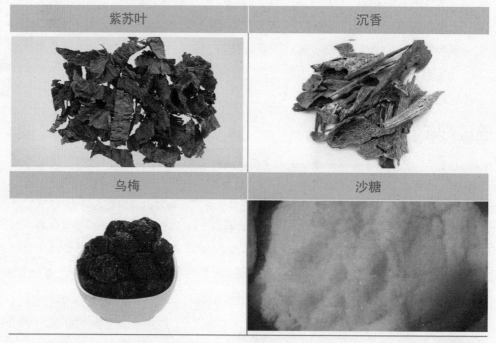

| 紫苏叶 | 沉香 |
| 乌梅 | 沙糖 |

上件四味，用水五六碗，熬至三碗，滤去滓，入桂浆一升，合和作浆饮之。

【注释】

①紫苏叶：为唇形科植物紫苏的干燥叶（或带嫩枝）。有解表散寒，行气和胃的功效。用于风寒感冒，咳嗽呕恶，妊娠呕吐，鱼蟹中毒。

②锉（cuò）：斩剁，切细。

③沉香：别名土沉香、蜜香、琼脂、白木香。为双子叶植物药瑞香科植物沉香或白木香的含有树脂的木材。有行气止痛，温中止呕，纳气平喘的功效。用于胸腹胀闷疼痛，胃寒呕吐呃逆，肾虚气逆喘急。

④乌梅：又名青梅、乌梅肉、梅实。为蔷薇科植物梅的干燥未成熟果实。有敛肺，涩肠，生津，安蛔的功效。用于肺虚久咳，久泻久痢，虚热消渴，蛔厥呕吐腹痛。

# 荔枝膏

生津止渴，去烦①。

乌梅（半斤，取肉） 桂（一十两，去皮，锉） 沙糖（二十六两） 麝香②（半钱，研）生姜汁（五两） 熟蜜（一十四两）

上用水一斗五升，熬至一半，滤去滓，下沙糖、生姜汁，再熬去滓，澄定少时，入麝香搅匀，澄清如常，任意服。

【注释】

①去烦：消除心烦。

②麝香：别名当门子、脐香、寸香、元寸、麝脐香。为鹿科动物麝的雄兽香腺囊中的分泌物。有开窍醒神，活血通经，消肿止痛的功效。用于热病神昏，中风痰厥，气郁暴厥，中恶昏迷，经闭，癥瘕，难产死胎，胸痹心痛，心腹暴痛，跌扑伤痛，痹痛麻木，痈肿瘰疬，咽喉肿痛。

# 梅子丸

生津止渴，解化酒毒①，去湿。

乌梅（一两半，取肉） 白梅②（一两半，取肉）干木瓜③（一两半） 紫苏叶（一两半） 甘草④（一两，炙） 檀香⑤（二钱） 麝香（一钱，研）

上为末，入麝香和匀，沙糖为丸如弹大。每服一丸，嚼化。

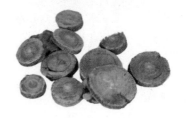

炙甘草

【注释】

①解化酒毒：即可以消解酒精中毒。

②白梅：别名盐梅、霜梅、白霜梅。为蔷薇科植物梅的未成熟果实，经盐渍而成。有利咽生津，涩肠止泻，除痰开噤，消疮，止血的功效。用于咽喉肿痛，烦渴呕恶，久泻久痢，便血，崩漏，中风惊痫，痰厥口噤，梅核气，痈疽肿毒，外伤出血。

③木瓜：别名贴梗海棠、铁脚梨、皱皮木瓜、宣木瓜。为蔷薇科植物贴梗海棠的干燥近成熟果实。有舒筋活络，和胃化湿的功效。用于湿痹拘挛，腰膝关节酸重疼痛，暑湿吐泻，转筋挛痛，脚气水肿。

④甘草：别名粉甘草、国老、甜草根。为豆科植物甘草的根及根茎。有补脾益气，清热解毒，祛痰止咳，缓急止痛，调和诸药的功效。用于脾胃虚弱，倦怠乏力，心悸气短，

— 61 —

咳嗽痰多，脘腹、四肢挛急疼痛，痈肿疮毒，缓解药物毒性、烈性。

⑤檀香：别名白檀、白檀木。为檀香科檀香属植物檀香树干的心材。有行气温中，开胃止痛的功效。用于寒凝气滞，胸膈不舒，胸痹心痛，脘腹疼痛，呕吐食少。

## 五味子汤（代葡萄酒饮）

生津止渴，暖精①益气。

北五味②（一斤，净肉） 紫苏叶（六两） 人参③（四两，去芦④，锉） 沙糖（二斤）

上件，用水二斗，熬至一斗，滤去滓，澄清，任意服之。

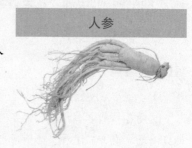
人参

### 【注释】

①暖精：可以治疗男子精冷。精冷，男子因真阳不足而引起的精气清冷，无生育能力者。类于性神经衰弱，精子缺乏一类的病症。

②北五味子：为木兰科植物五味子或华中五味子的成熟果实。有收敛固涩，益气生津，补肾宁心的功效。用于久咳虚喘，梦遗滑精，遗尿尿频，久泻不止，自汗盗汗，津伤口渴，内热消渴，心悸失眠。

③人参：别名朝鲜参、野山参。为五加科植物人参的根。有大补元气，复脉固脱，补脾益肺，生津养血，安神益智的功效。用于体虚欲脱，肢冷脉微，脾虚食少，肺虚喘咳，津伤口渴，内热消渴，气血亏虚，久病虚羸，惊悸失眠，阳痿宫冷。

④芦：别名参芦、竹节参。为五加科植物人参的根茎。有涌吐，升阳的功效。用于虚人痰壅胸膈、气陷泄泻。

## 人参汤（代酒饮）

顺气，开胸膈①，止渴生津。

新罗参②（四两，去芦，锉） 橘皮（一两，去白） 紫苏叶（二两） 沙糖（一斤）

上件，用水二斗，熬至一斗，去滓，澄清，任意饮之。

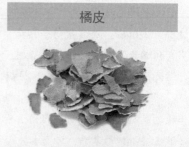
橘皮

### 【注释】

①开胸膈：即宽胸膈，又称疏郁理气。与宽胸、宽中、解郁、开郁等同义。

②新罗参：即产于朝鲜的人参，又名别直参、高丽参。新罗，朝鲜古国。

# 仙术汤

去一切不正之气，温脾胃，进饮食，辟瘟疫①，除寒湿②。

苍术③（一斤，米泔浸三日，竹刀子切片，焙干，为末） 茴香（二两，炒，为末） 甘草（二两，炒，为末） 白面（一斤，炒） 干枣（二升，焙干，为末） 盐（四两，炒）

上件，一同和匀。每日空心白汤点服。

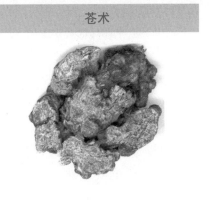

苍术

## 【注释】

①辟瘟疫：辟，含有驱除、治疗、预防之义。瘟疫，病名。出《素问·本病论》，亦称温疫。为感受疫疠之气而发生的急性、流行性传染病的总称。

②寒湿：指伤于寒湿而致的病证。外感寒湿邪气、气血运行受阻，以关节、筋骨疼痛为常见症的证候；寒湿内困而损伤脾阳，或脾肾阳虚而寒湿内停，以畏寒肢冷、腹痛泄泻，或浮肿为常见症的证候。

③苍术：别名华苍术、赤术、仙术、茅术。为菊科植物南苍术或北苍术等的根茎。有燥湿健脾，祛风散寒，明目的功效。用于湿阻中焦，脘腹胀满，泄泻，水肿，脚气痿躄，风湿痹痛，风寒感冒，夜盲，眼目昏涩。

# 杏霜汤

调顺肺气①，利胸膈，治咳嗽。

粟米（五升，炒，为面） 杏仁（二升，去皮、尖，麸炒②，研） 盐（三两，炒）

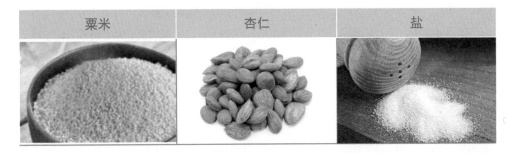

| 粟米 | 杏仁 | 盐 |

上件拌匀。每日空心白汤调一钱。入酥少许尤佳。

## 【注释】

①肺气：肺之精气，表现为肺主气、司呼吸、主宣发肃降、通调水道、朝百脉而主治节的功能活动。

②麸炒：中药的炮制方法之一，做法是将药物与麦麸拌炒。

# 山药汤

补虚益气，温中润肺①。

山药（一斤、煮熟） 粟米（半升，炒，为面）杏仁（二斤，炒令过熟，去皮、尖，切如米）

上件，每日空心白汤调二钱，入酥油少许，山药任意。

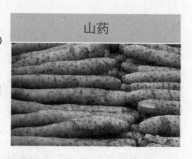
山药

## 【注释】

①润肺：对肺脏有滋润补益作用，如"润肺化痰"。

# 四和汤

治腹内冷痛①，脾胃不和②。

白面（一斤，炒） 芝麻（一斤，炒） 茴香（二两，炒） 盐（一两，炒）

上件，并为末。每日空心白汤点服。

## 【注释】

①冷痛：指疼痛有冷感而喜暖。常见于腰脊、脘腹及四肢关节等处。因寒邪阻络所致，则属于实证；阳气不足，脏腑、肢体失于温煦而致者，则属于虚证。

②脾胃不和：指气机阻滞，脾胃失健，以脘腹痞胀，或胃脘嘈杂，食少纳呆，或食后腹胀，嗳气肠鸣，大便不调，脉弦等证候。

# 枣姜汤

和脾胃，进饮食。

生姜（一斤，切作片）　枣（三升，去核，炒）　甘草（二两，炒）　盐（二两，炒）

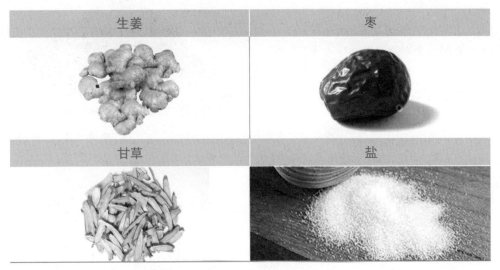

| 生姜 | 枣 |
| --- | --- |
| 甘草 | 盐 |

上件为末，一处拌匀。每日空心白汤点服。

## 茴香汤

治元脏虚弱，脐腹冷痛。

茴香（一斤，炒）　川楝子①（半斤）　陈皮（半斤，去白）　甘草（四两，炒）　盐（半斤，炒）

上件为细末，相和匀。每日空心白汤点服。

【注释】

①川楝子：别名川楝、苦楝子。为樟科植物川楝的果实。有疏肝泄热，行气止痛，杀虫的功效。用于肝郁化火，胸胁、脘腹胀痛，疝气疼痛，虫积腹痛。

## 破气汤

治元脏虚弱，腹痛，胸膈闭闷。

杏仁（一斤，去皮、尖，麸炒，别研）　茴香（四两，炒）　良姜（一两）　荜澄茄①（二两）　陈皮（二两，去白）　桂花②（半斤）　姜黄（一两）　木香③（一两）　丁香④（一两）　甘草（半斤）　盐（半斤）

上件为细末。空心白汤点服。

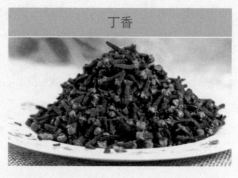

丁香

## 【注释】

①荜澄茄：别名澄茄、毗陵茄子、山香椒。为胡椒科植物荜澄茄或樟科植物山鸡椒的果实。有温中散寒，行气止痛的功效。用于胃寒呕逆，脘腹冷痛，寒疝腹痛，寒湿瘀滞，小便浑浊。

②桂花：别名木樨花。木樨科常绿灌木或小乔木植物的花。有化痰，散瘀，散寒，止痛，止咳，生津，止呕，健胃，祛风湿的功效。用于痰饮喘咳，肠风血痢，疝瘕，胃痛，筋骨疼，风湿麻痹，肾虚，牙痛，口臭，胃寒痛。

③木香：别名南木香、青木香。为菊科植物木香的根。有行气止痛，健脾消食的功效。用于胸胁、脘腹胀痛，泻痢后重，食积不消，不思饮食。

④丁香：别名公丁香、紫丁香、母丁香。为桃金娘科植物丁香的花蕾。有温中降逆，补肾助阳的功效。用于脾胃虚寒，呃逆呕吐，食少吐泻，心腹冷痛，肾虚阳痿。

# 白梅汤

治中热①，五心烦躁②，霍乱③呕吐，干渴，津液④不通。

白梅肉（一斤） 白檀（四两） 甘草（四两） 盐（半斤）

上件为细末。每服一钱，入生姜汁少许，白汤调下。

## 【注释】

①中热：病症名，即夏季伤暑。《金匮要略·痉湿暍病脉证并治》："太阳中热者，暍是也。"也指心胸中热。《素问·气交变大论》："民病疟……中热，肩背热。"

②五心烦躁：指两手心、两足心发热并自觉心胸烦热。多由阴虚火旺、心血不足或病后虚热不清及火热内郁所致，是虚损、痨瘵等病的常见证之一。

③霍乱：病名。是由霍乱弧菌所致的烈性肠道传染病，临床上以剧烈无痛性泻吐，米泔样大便，严重脱水，肌肉痛性痉挛及周围循环衰竭等为特征，能在数小时内造成腹泻脱水甚至死亡。

④津液：人体一切正常水液的总称。包括各脏腑组织的正常体液和正常的分泌物，胃液、肠液、唾液、关节液等。习惯上也包括代谢产物中的尿、汗、泪等。《读医随笔·气血精神论》故曰："汗与小便，皆可谓之津液，其实皆水也。"津与液虽同属水液，但在性状、功能及其分布部位等方面又有一定的区别。一般地说，性质清稀，流动性大，主要布散于体表皮肤、肌肉和孔窍等部位，并渗入血脉，起滋润作用者，称为津；其性

较为稠厚，流动性较小，灌注于骨节、脏腑、脑、髓等组织器官，起濡养作用者，称之为液。《灵枢·五癃津液别》："津液各走其道，故三焦出气，以温肌肉，充皮肤，为其津；其流而不行者，为液。"

# 木瓜汤

治脚气不仁，膝劳冷痹疼痛。

木瓜（四个，蒸熟，去皮，研烂如泥）　白沙蜜（二斤，炼净）

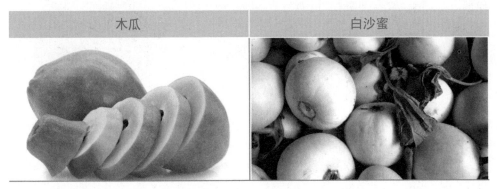

| 木瓜 | 白沙蜜 |
|------|--------|

上件二味，调和匀，入净磁器内盛之。空心白汤点服。

# 橘皮醒醒①汤

治酒醉不解，呕噫吞酸②。

香橙皮③（一斤，去白）　陈橘皮（一斤，去白）　檀香（四两）　葛花④（半斤）绿豆花⑤（半斤）　人参（二两，去芦）　白豆蔻仁⑥（二两）　盐（六两，炒）

上件为细末。每日空心白汤点服。

【注释】

①醒（chéng）：喝醉了神志不清。《说文》："醒，病酒也。"

②呕噫吞酸：指呕吐、嗳气、吞酸水。

③香橙皮：为芸香科植物香橙的果皮。有快气利膈，化痰降逆，消食和胃，解醒，杀鱼蟹毒的功效。用于胸膈气滞，咳嗽痰多，饮食不消，恶心呕吐。

④葛花：别名葛条花。为豆科植物葛的花。有解酒醒脾，止血的功效。用于伤酒烦热口渴，头痛头晕，脘腹胀满，呕逆吐酸，不思饮食，吐血，肠风下血。

⑤绿豆花：为豆科植物绿豆的花。有解酒毒的功效。主治急慢性酒精中毒。

⑥白豆蔻仁：别名白豆蔻、扣米、圆豆蔻。为姜科植物白豆蔻或爪哇白豆蔻的干燥成熟果实。有化湿行气，温中止呕，开胃消食的功效。用于湿浊中阻，不思饮食，湿温初起，胸闷不饥，寒湿呕逆，胸腹胀痛，食积不消。

# 渴忒①饼儿

生津止渴，治嗽。

渴忒（一两二钱）　新罗参（一两，去芦）菖蒲②（一钱，各为细末）　白纳八（三两，研，系沙糖）

上件，将渴忒用葡萄酒化成膏，和上项药末，令匀为剂，印作饼。每用一饼，徐徐嚼化。

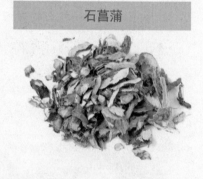

石菖蒲

【注释】

①渴忒：意不明，存疑。

②菖蒲：别名昌本、石菖蒲、大菖蒲。为天南星科植物石菖蒲的根茎。有开窍豁痰，醒神益智，化湿开胃的功效。用于神昏癫痫，健忘失眠，耳鸣耳聋，脘痞不饥，噤口下痢。

# 官桂渴忒饼儿

生津，止寒嗽①。

官桂（二钱，为末）　渴忒（一两二钱）　新罗参（一两二钱，去芦，为末）白纳八（三两，研）

上件，将渴忒用玫瑰水化成膏，和药末为剂，用诃子油②印作饼子。每用一饼，徐徐嚼化。

【注释】

①寒嗽：病名。一指感寒咳嗽，即冷嗽。二指脾肺均受寒邪而致之咳嗽。三指久嗽患者于饮酒后，咳嗽减而痰涎青白的病证。

②诃子油：为使君子科植物诃子的果实制成的油。

# 荅必纳饼儿

清头目①，利咽膈②，生津止渴，治嗽。

苔必纳（二钱为末，即草龙胆③）　新罗参（一两二钱，去芦，为末）　白纳八（五两，研）

| 苔必纳 | 酸角儿 |
|---|---|
| 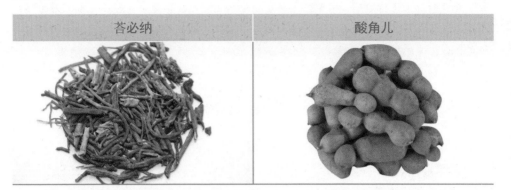 | |

上件，用赤赤哈纳（即北地酸角儿④。）熬成膏，和药末为剂，印作饼儿，每用一饼，徐徐噙化。

【注释】

①清头目：使头脑清醒，眼睛明亮。

②利咽膈：对咽喉和胸膈有利。

③草龙胆：即龙胆草的别称。为龙胆科植物龙胆或三花龙胆的根及根茎。有清热燥湿，泻肝胆火的功效。用于湿热黄疸，阴肿阴痒，带下，强中，湿疹瘙痒，目赤，耳聋，胁痛，口苦，惊风抽搐。

④酸角儿：又称酸饺、酸梅、曼姆、通血香。为豆科植物酸豆的果实。有清暑热，化积滞的功效。治暑热食欲不振，妊娠呕吐，小儿疳积。

# 橙香饼儿

宽中①顺气，清利头目。

新橙皮（一两，焙，去白）　沉香（五钱）　白檀（五钱）　缩砂（五钱）　白豆蔻仁（五钱）　荜澄茄（三钱）　南硼砂②（三钱，别研）　龙脑③（二钱，别研）麝香（二钱，别研）

上件为细末，甘草膏和剂印饼。每用一饼，徐徐噙化。

【注释】

①宽中：治疗学术语。是治疗因情志抑郁而引起气滞的方法。症见胸膈痞闷、两胁及小腹胀痛等。

②南硼砂：即硼砂。为硼砂矿经精制而成的结晶。有清热，消痰，解毒，防腐的功效。用于急性扁桃体炎，咽喉炎，口腔炎，齿龈炎，中耳炎，目赤肿痛，汗斑。

③龙脑：冰片的别称。为龙脑香科植物龙脑香树脂的加工品，或为樟脑、松节油等用化学方法合成的加工制成品。有开窍醒神，清热止痛的功效。用于热病神昏、惊厥，中风痰厥，气郁暴厥，中恶昏迷，胸痹心痛，目赤，口疮，咽喉肿痛，耳道流脓。

# 牛髓膏子

补精髓，壮筋骨，和血气，延年益寿。

黄精膏①（五两） 地黄膏②（三两） 天门冬膏③（一两） 牛骨头内取油（二两）

上件，将黄精膏、地黄膏、天门冬膏与牛骨油一同不住手用银匙搅，令冷定，和匀成膏。每日空心温酒调一匙头。

## 【注释】

①黄精膏：用中药黄精煎制而成的一种药膏。

②地黄膏：用中药地黄煎制而成的一种药膏。地黄为玄参科植物地黄的新鲜或干燥块根。有清热凉血，养阴，生津的功效。用于热病舌绛烦渴，阴虚内热，骨蒸劳热，内热消渴，吐血，衄血，发斑发疹。

③天门冬膏：用中药天冬煎制而成的一种药膏。天门冬为百合科植物天门冬的块根。有养阴润燥，清肺生津的功效。用于肺燥干咳，顿咳痰黏，腰膝酸痛，骨蒸潮热，内热消渴，热病津伤，咽干口渴，肠燥便秘。

# 木瓜煎

木瓜（十个，去皮穰，取汁，熬水尽） 白砂糖（十斤，炼净）

| 木瓜 | 白砂糖 |
|---|---|

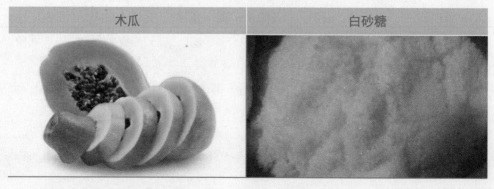

上件，一同再熬成煎。

# 香圆煎

香圆①（二十个，去皮取肉） 白砂糖（十斤，炼净）

上件，一同再熬成煎。

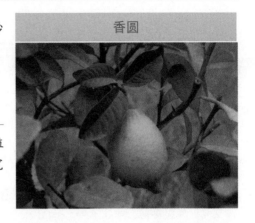

香圆

## 【注释】

①香圆：又称香橼、枸橼。为芸香科植物枸橼或香圆的成熟果实。有疏肝理气，宽中，化痰的功效。用于肝胃气滞，胸胁胀痛，脘腹痞满，呕吐噫气，痰多咳嗽。

# 株子煎

株子①（一百个，取净肉） 白砂糖（五斤，炼净）

上件，同熬成煎。

## 【注释】

①株子：橡子的别称。为壳斗科植物苦槠或青椆的种仁。有涩肠止泻，生津止渴的功效。用于泄泻，痢疾，津伤口渴，伤酒。

# 紫苏煎

紫苏叶（五斤） 干木瓜（五斤） 白砂糖（十斤，炼净）

上件，一同熬成煎。

# 金橘煎

金橘①（五十个，去子取皮） 白砂糖（三斤）

上件，一同熬成煎。

## 【注释】

①金橘：别名卢橘、山橘。为芸香科植物金橘、金弹等的果实。有理气，解郁，化痰，

醒酒的功效。用于下气，快膈，止渴，辟臭，解酒醉，胸闷郁结，食滞胃呆。

# 樱桃煎

樱桃[①]（五十斤，取汁） 白砂糖（二十五斤）
上件，同熬成煎。

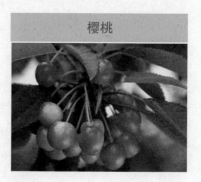
樱桃

## 【注释】

①樱桃：别名朱樱、朱桃、英桃。为蔷薇科植物樱桃的果实。有补脾益肾的功效。用于脾虚泄泻，肾虚遗精，腰腿疼痛，四肢不仁，瘫痪。

# 桃煎

大桃[①]（一百个，去皮，切片取汁） 白沙蜜（二十斤，炼净）
上件，一同熬成煎。

## 【注释】

①大桃：别名桃子、仙桃、寿桃、寿果。为蔷薇科植物桃或山桃的成熟果实。有生津，润肠，活血，消积的功效。用于津少口渴，肠燥便秘，闭经，积聚。

# 石榴浆

石榴子（十斤，取汁） 白砂糖（十斤，炼净）

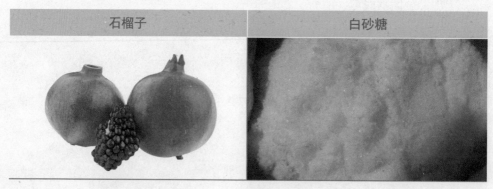

| 石榴子 | 白砂糖 |

上件，一同熬成煎。

# 小石榴煎

小石榴①（二斗，蒸熟去子，研为泥） 白沙蜜（十斤，炼净）

上件，一同熬成煎。

## 【注释】

①小石榴：为茜草科山石榴成熟的果实。

# 五味子舍儿别①

新北五味（十斤，去子，水浸取汁） 白砂糖（八斤，炼净）

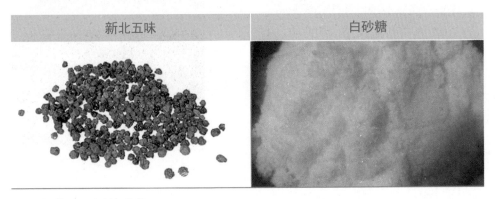

| 新北五味 | 白砂糖 |
|---|---|

上件，一同熬成煎。

## 【注释】

①舍儿别：糖浆或果子露，波斯语音译。

# 赤赤哈纳（即酸刺）

赤赤哈纳①（不以多少，水浸取汁）
上件，用银石器内熬成膏。

## 【注释】

①赤赤哈纳：即酸刺，又称沙棘、醋柳果，系蒙古族、藏族习用药材。为胡颓子科沙棘属植物沙棘的干燥成熟果实。有健脾消食，止咳祛痰，活血散瘀的功效。用于脾虚食少，食积腹痛，咳嗽痰多，胸痹心痛，瘀血经闭，跌扑瘀肿。

# 松子油

松子[1]（不以多少，去皮，捣研为泥）

上件，水绞取汁熬成，取净清油绵滤净，再熬澄清。

【注释】

[1]松子：为松科松属植物中的华山松、红松、马尾松的种仁。有润肺，滑肠的功效。用于肺燥咳嗽，慢性便秘。

# 杏子油

杏子（不以多少，连皮捣碎）

上件，水煮熬，取浮油，绵滤净，再熬成油。

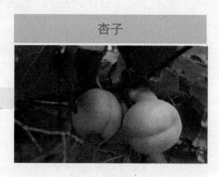

杏子

# 酥油

牛乳[1]中取净凝，熬而为酥[2]。

【注释】

[1]牛乳：为牛科动物黄牛或水牛的乳汁。有补虚损，益肺胃，解毒，养血，生津润燥的功效。用于虚弱劳损，反胃噎膈，消渴，便秘。

[2]酥：为牛乳或羊乳经提炼而成的酥油。有养阴清热，益气血，止渴润燥的功效。用于阴虚劳热，肺痿咳嗽，失音，吐血，消渴，便秘，肌肤失润。

# 醍醐油[1]

取上等酥油，约重千斤之上者，煎熬过滤净，用大磁瓮贮之，冬月取瓮中心不冻者，谓之醍醐。

【注释】

[1]醍醐油：为牛乳制成的食用脂肪。《雷公炮炙论》："醍醐，是酪之浆，凡用以重绵滤过，于铜器煮三、两沸。"《唐本草》："醍醐，生酥中，此酥之精液也。好酥一石，有三、四升醍醐，熟杵炼，贮器中，待凝，穿中至底，便津出得之。"有养营，滋阴，润燥，止渴的功效。用于虚劳肺痿，咳唾脓血，消渴，便秘，风痹，皮肤瘙痒。

# 马思哥油

取净牛奶子不住手用阿赤（即打油木器也）打取浮凝者为马思哥油①。今亦云白酥油。

卷第二

**【注释】**

①马思哥油：酥油的别名。

# 枸杞茶

枸杞①五斗，水淘洗净，去浮麦，焙干，用白布筒净，去蒂萼、黑色，选拣红熟者，先用雀舌茶展溲碾子，茶芽不用，次碾枸杞为细末。每日空心用匙头入酥油搅匀，温酒调下，白汤亦可。（忌与酪同食。）

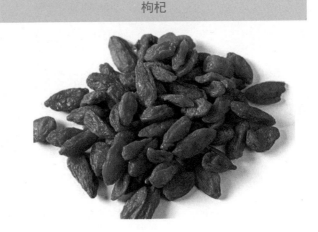

枸杞

**【注释】**

①枸杞：为茄科落叶灌木植物宁夏枸杞的成熟果实。有滋补肝肾，益精明目的功效。用于虚劳精亏，腰膝酸痛，眩晕耳鸣，阳痿遗精，内热消渴，血虚萎黄，目昏不明。

# 玉磨茶

上等紫笋①五十斤，筛筒净，苏门炒米②五十斤，筛筒净，一同拌和匀，入玉磨内，磨之成茶。

**【注释】**

①紫笋：即紫笋茶。唐·陆羽《茶经》称："阳崖阴林，紫者上，绿者次，笋者上，芽者次。"紫笋茶制茶工艺精湛，茶芽细嫩，色泽带紫，其形如笋，唐代广德年间至明洪武八年间紫笋茶被列为贡茶。

②炒米：蒙古族人的主食，在蒙古语中，炒米被称作"胡列补达"，用糜子经过蒸、炒、碾等工序加工而成。

# 金字茶

系江南湖州①造进末茶。

【注释】

①湖州：古代行政区域名。隋仁寿二年（602年），以地滨太湖而名"湖州"，为湖州设立之始。元时属江浙行省湖州路。

# 范殿帅茶

系江浙庆元路①造进茶芽，味色绝胜诸茶。

【注释】

①庆元路：古代行政区域名。元时改为庆元路，治鄞县（宁波市），领鄞县、象山、慈溪、定海四县和奉化、昌国二州。

# 紫笋雀舌茶①

选新嫩芽蒸过②，为紫笋。有先春、次春、探春③，味皆不及紫笋雀舌。

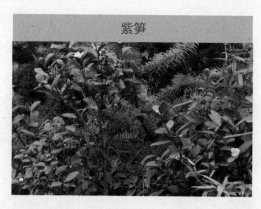

紫笋

【注释】

①雀舌茶：比喻此茶似雀舌般小而嫩。宋·沈括《梦溪笔谈·杂志一》："茶芽，古人谓之'雀舌''麦颗'，言其至嫩也。"

②选新嫩芽蒸过：杀青方法为蒸，所以紫笋雀舌茶应属蒸茶类。

③先春、次春、探春：均为茶名，是以采摘时间来命名的茶。

# 女须儿①

出直北地面，味温甘。

## 【注释】

①女须儿：意不明，存疑。

# 西番茶①

出本土，味苦涩，煎用酥油。

## 【注释】

①西番茶：即四川边茶。《元史·食货志·茶法》条载有"西番大叶茶"。西番，元代指宣政院辖地，除今西藏外，还包括今四川西部的大片地区。

# 川茶、藤茶、夸茶①

皆出四川。

## 【注释】

①川茶、藤茶、夸茶：均为茶名，但可考者仅有夸茶。《元史·食货志·茶法》条载有"建宁夸茶"。

# 燕尾茶①

出江浙、江西。

## 【注释】

①燕尾茶：茶名。具体制法不详。

# 孩儿茶①

出广南。

【注释】

①孩儿茶：别名乌爹泥、乌垒泥、乌丁泥、西谢。为豆科植物儿茶的枝干或茜草科植物儿茶钩藤的枝叶煎汁浓缩而成的干燥浸膏。商品分儿茶膏和方儿茶两种。儿茶膏，一般在12月至翌年2月，采收儿茶的枝干，剥去外皮，砍成碎片，加水煎熬后，过滤，浓缩成糖浆状，冷却，倾于特制的模型中，干后即成。方儿茶，割取儿茶钩藤的带叶小枝，入铜锅中，加水煮沸6～8小时，并经常搅拌，使叶破碎，待叶变黄色时，取出枝叶，将浸出液过滤后，浓缩成糖浆状，倾入木盘中，待冷却凝固，切成方块状，干燥即成。有清热，化痰，止血，消食，生肌，定痛的功效。用于痰热咳嗽，消渴，吐血，衄血，尿血，血痢，血崩，小儿消化不良，牙疳，口疮，喉痹，湿疮。

# 温桑茶①

出黑峪。

【注释】

①温桑茶：宋代已有的一种名茶。

# 诸茶

凡诸茶，味甘苦微寒，无毒。去痰热，止渴，利小便，消食下气，清神少睡。

# 清茶①

先用水滚过滤净，下茶芽，少时煎成。

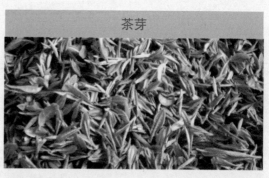

茶芽

【注释】

①清茶：这是一种不加任何物料用清水煎制而成的茶。

# 炒茶

用铁锅烧赤，以马思哥油、牛奶子、茶芽同炒成。

# 兰膏

玉磨末茶三匙头，面、酥油同搅成膏，沸汤点之。

# 酥签

金字末茶两匙头，入酥油同搅，沸汤点服。

# 建汤①

玉磨末茶一匙，入碗内研匀，百沸汤点之。

**【注释】**

①建汤：建，指建茶，因产于福建建溪流域而得名。宋徽宗赵佶《大观茶论》载："本朝之兴，岁修建溪之贡，龙团凤饼，名冠天下。"

# 香茶

白茶①（一袋）　龙脑成片者（三钱）百药煎②（半钱）麝香（二钱）

同研细，用香粳米熬成粥，和成剂，印作饼。

**【注释】**

①白茶：属微发酵茶，是中国茶类中的特殊珍品。因成品茶多为芽头，满披白毫，如银似雪而得名。基本工艺包括萎凋、烘焙（或阴干）、拣剔、复火等工序。

②百药煎：中药的一种。它是由五倍子同茶叶等经发酵制成的块状物。有润肺化痰，止血止泻，解热生津的功效。用于久咳劳嗽，咽痛，口疮，牙疳，便血，血痢，泄泻，脱肛，暑热口渴。《本草纲目》："百药煎，功与五倍子不异。但经酿造，其体轻虚，其性浮收，且味带余甘，治上焦心肺咳嗽，痰饮热渴诸病，含噙尤为相宜。"

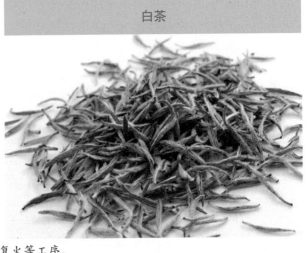

白茶

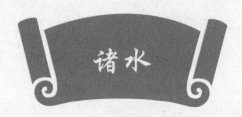

# 诸水

## 玉泉水

甘平，无毒。治消渴，反胃[1]，热痢[2]。今西山有玉泉水，甘美味胜诸泉。

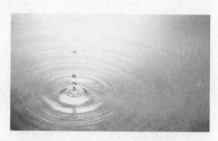

### 【注释】

①反胃：中医病症名。又称"胃反"，是指饮食入胃，停滞不化，良久反出的病症。

②热痢：病名。由肠胃酝热所致的痢疾。证见里急后重，身热腹痛，烦渴引饮，喜冷畏热，小便热赤，痢下赤色，或如鱼脑，稠黏而秽，脉滑数而有力，舌苔黄腻等。

## 井华水

甘平，无毒。主人九窍[1]大惊出血，以水噀[2]面即住。及洗人目翳[3]。投酒醋中，令人损败，平旦汲[4]者是也。

### 【注释】

①九窍：指人体的两眼、两耳、两鼻孔、口、前阴尿道和后阴肛门。

②噀（xùn）：含着液体喷；喷水。

③目翳（yì）：指眼内所生遮蔽视线之目障。

④汲（jí）：指从井里打水，取水。

## 邹店水

今内府御用之水，常于邹店取之。缘自至大初武宗皇帝[1]幸柳林飞放[2]，请皇太后同往观焉。由是道经邹店，因渴思茶，遂命普兰奚国公金界奴朵儿只煎造。公亲诣诸井选水，唯一井水，味颇清甘。汲取煎茶以进，上称其茶味特异。内府常进之茶，味色两绝。乃命国公于井所建观音堂，盖亭井上，以栏翼之，刻石纪其事。自后御用之水，日必取焉。所造汤茶，比诸水殊胜，邻左有井，皆不及也。此水煎熬过，澄莹如一。常较其分两与别水增重。

**【注释】**

①武宗皇帝：孛儿只斤·海山（1281～1312年），蒙古帝国可汗，汗号"曲律可汗"。元朝第三位皇帝，庙号武宗，谥号仁惠宣孝皇帝。

②飞放：驱放鹰、隼到野外打猎。《元史·卷一〇一·兵志四》："冬春之交，天子或亲幸近郊，纵鹰隼搏击，以为游豫之度，谓之飞放。"

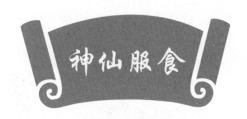

# 铁瓮先生琼玉膏

此膏填精补髓，肠化为筋，万神具足，五脏盈溢，髓实①血满，发白变黑，返老还童，行如奔马。日进数服，终日不食亦不饥，开通强志，日诵万言，神识高迈，夜无梦想。人年二十七岁以前，服此一料，可寿三百六十岁。四十五岁以前服者，可寿二百四十岁。六十三岁以前服者，可寿一百二十岁。六十四岁以上服者，可寿百岁。服之十剂，绝其欲，修阴功，成地仙矣。一料分五处，可救五人痈疾，分十处，可救十人劳疾。修合之时，沐浴至心，勿轻示人。

新罗参（二十四两，去芦）生地黄（一十六斤，汁） 白茯苓②（四十九两，去黑皮） 白沙蜜（一十斤，炼净）

上件，人参、茯苓为细末，蜜用生绢滤过，地黄取自然汁，捣时不用铜铁器，取汁尽，去滓，用药一处拌和匀，入银石器或好磁器内

生地黄

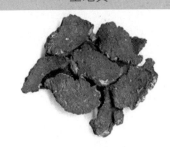

封，用净纸二三十重封闭，入汤内，以桑柴火煮三昼夜。取出，用蜡纸数重包瓶口，入井口去火毒一伏时。取出再入旧汤内煮一日，出水气，取出开封，取三匙作三盏，祭天地百神，焚香设拜，至诚端心。每日空心，酒调一匙头。

【注释】

①实：原脱，据《洪氏集验方》铁瓮先生"神仙秘法琼玉膏"补。

②白茯苓：多为乳菌科植物茯苓的干燥菌核。有利水渗湿，健脾，宁心的功效。用于水肿尿少，痰饮眩悸，脾虚食少，便溏泄泻，心神不安，惊悸失眠。

# 地仙煎

治腰膝疼痛，一切腹内冷病。令人颜色悦泽，骨髓坚固，行及奔马。

山药（一斤）　杏仁（一升，汤泡，去皮、尖）　生牛奶子（二升）

| 山药 | 杏仁 | 生牛奶子 |
| --- | --- | --- |

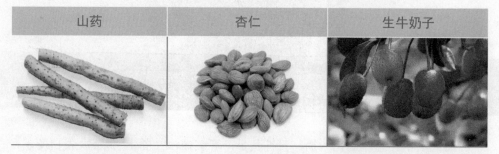

上件，将杏仁研细，入牛奶子、山药，拌绞取汁，用新磁瓶密封，汤煮一日。每日空心，酒调一匙头。

# 金髓煎

延年益寿，填精补髓，久服发白变黑，返老还童。

枸杞（不以多少，采红熟者）

上用无灰酒①浸之，冬六日，夏三日，于沙盆内研令烂细，然后以布袋绞取汁，与前浸酒一同慢火熬成膏，于净磁器内封贮。重汤煮之，每服一匙头，入酥油少许，温酒调下。

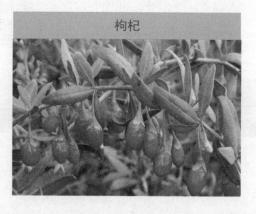

枸杞

【注释】

①无灰酒：是指不放石灰的酒。古人在酒内加石灰以防酒酸，但能聚痰，所以药用须无灰酒。

# 天门冬膏

去积聚，风痰①，癫疾，三虫伏尸，除瘟疫。轻身，益气，令人不饥，延年不老。

天门冬（不以多少，去皮，去根、须，洗净）

上件捣碎，布绞取汁，澄清滤过，用磁器、砂锅或银器，慢火熬成膏。每服一匙头，空心温酒调下。

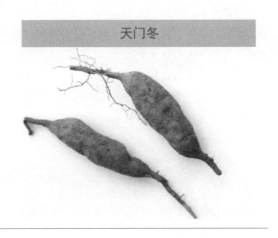

天门冬

【注释】

①风痰：病症名，痰扰肝经的病证。风痰证有以下两方面的含义：一是指痰扰肝经的病证。《医宗必读》卷九："在肝经者，名曰风痰，脉弦面青，四肢满闷，便溺秘涩，时有躁怒，其痰青而多泡。"二是指素有痰疾，因感受风邪或风热怫郁而发的病证。《泰定养生主论》："风痰者，因感风而发，或因风热怫郁而然也。此皆素抱痰疾者，因风、寒、气、热、味而喘咯咳唾，非别有五种之痰。"

# 服天门冬①

道书《八帝经》②：欲不畏寒，取天门冬、茯苓为末服之。每日顿服，大寒时汗出，单衣。《抱朴子》③云：杜紫微④服天门冬，御八十外家，有子一百四十人，日行三百里。《列仙子》⑤云：赤松子食天门冬，齿落更生，细发复出。《神仙传》⑥：甘始⑦者，太原人。服天门冬，在人间三百年。《修真秘旨》⑧：神仙服天门冬，一百日后怡泰和颜，赢劣者强。三百日，身轻。三年，身走如飞。

【注释】

①服天门冬：原无，据本书体例补。

②道书《八帝经》：内容不详。

③《抱朴子》：东晋葛洪所撰，道教典籍。内外篇共有8卷，70篇。《内篇》20篇主要讲述神仙方药、鬼怪变化、养生延年、禳灾却病。《外篇》50篇则主要谈论社会上的各种事情，属于儒家的范畴，也显示了作者先神仙后儒教的思想发展轨迹。

④杜紫微：《抱朴子》中的人物。

⑤《列仙子》：即《列仙传》，是我国最早且较系统地叙述神仙事迹的著作，记载了从赤松子（神农时雨师）至玄俗（西汉成帝时仙人）七十一位仙家的姓名、身世和事迹，时代跨度较大。

⑥《神仙传》：是东晋道教学者葛洪所著的一部古代中国志怪小说集，共十卷。书中收录了中国古代传说中的九十二位仙人的事迹，其中很多人物并不是道士但都均被葛洪"请入"传中。《神仙传》以想象丰富，记叙生动著称。

⑦甘始：《神仙传》中的人物。

⑧《修真秘旨》：唐代司马承祯所著。

# 服地黄①

《抱朴子》云：楚文子②服地黄八年，夜视有光，手上车弩③。

## 【注释】

①服地黄：原无，据目录补。

②楚文子：《抱朴子》中的人物。

③车弩：指古代战具，在战车上置弩，用以发箭。

# 服苍术①

《抱朴子》云：南阳文氏，值乱逃于壶山，饥困，有人教之食术，遂不饥。数年乃还乡里，颜色更少，气力转胜。《药经》②云：心欲长生，当服山精。是苍术也。

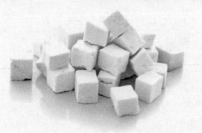

茯苓

## 【注释】

①服苍术：原无，据目录补。

②《药经》：内容不详，存疑。

# 服茯苓①

《抱朴子》云：任季子②服茯苓一十八年，玉女从之，能隐彰，不食谷，面生光。

孙真人《枕中记》③：茯苓久服，百日百病除。二百日，夜昼二服后，役使鬼神。四年后，玉女来侍。

【注释】

① 服茯苓：原无，据目录补。

② 任季子：《抱朴子》中的人物。

③《枕中记》：书名。传为唐代医学家孙思邈所著。

## 服远志①

《抱朴子》云：陵阳仲子②服远志③二十年，有子三十人，开书所见，便记不忘。

【注释】

① 服远志：原无，据目录补。

② 陵阳仲子：《抱朴子》中的人物。

③ 远志：为远志科植物远志或卵叶远志的干燥根。有安神益智，交通心肾，祛痰，消肿的功效。用于心肾不交引起的失眠多梦、健忘惊悸、神志恍惚，咳痰不爽，疮疡肿毒，乳房肿痛。

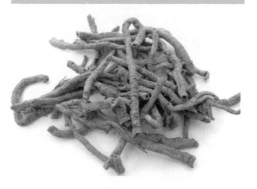

远志

## 服五加皮酒①

东华真人《煮石经》②：舜常登苍梧山，曰厥金玉香草，即五加也，服之延年。故云：宁得一把五加③，不用金玉满车；宁得一斤地榆，安用明月宝珠。昔鲁定公母，单服五加皮酒，以致长生。如张子声、杨始建、王叔才、于世彦等，皆古人服五加皮酒而房室不绝，皆寿三百岁，有子三、二十人。世世有服五加皮酒而获年寿者甚众。

【注释】

① 服五加皮酒：原无，据目录补。

②《煮石经》：为古代道家的煮石炼丹用书。

③五加：为五加科植物细柱五加的根皮。有祛风除湿，补益肝肾，强筋壮骨，利水消肿的功效。用于风湿痹病，筋骨痿软，小儿行迟，体虚乏力，水肿，脚气。

# 服桂①

《抱朴子》云：赵佗子②服桂二十年，足下毛生，日行五百里，力举千斤。

## 【注释】

①服桂：原无，据目录补。

②赵佗子：《抱朴子》中的人物。

# 服松子①

《列仙传》：偓佺②食松子，能飞行健，走如奔马。《神仙传》：松子不以多少，研为膏，空心温酒调下一匙头，日三服则不饥渴。久服日行五百里，身轻体健。

## 【注释】

①服松子：原无，据目录补。

②偓佺（wò quán）：古代传说中的仙人。

# 服松节酒①

·《神仙传》：治百节疼痛，久风虚，脚痹痛。松节②酿酒，服之神验。

## 【注释】

①服松节酒：原无，据目录补。

②松节：为松科植物油松、马尾松或云南松的枝干的结节。有祛风，燥湿，通络，舒筋活络的功效。用于寒湿痹痛，历节风痛，转筋挛急，腿脚痿软，鹤膝风，关节屈伸不利，跌打损伤。

# 服槐实①

《神仙传》：槐实②于牛胆③中渍浸百日，阴干。每日吞一枚，十日身轻，二十日白发再黑，百日通神。

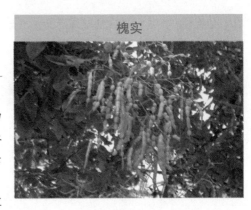
槐实

**【注释】**

①服槐实：原无，据目录补。

②槐实：又名槐角、槐子，为豆科植物槐的干燥成熟果实。有清热泻火，凉血止血的功效。用于肠热便血，痔肿出血，肝热头痛，眩晕目赤。

③牛胆：为牛科动物黄牛或水牛的胆囊或胆汁。有清肝明目，利胆通肠，解毒消肿的功效。用于风热目疾，心腹热渴，黄疸，小儿惊风，便秘，痈肿，痔疮。

# 服枸杞①

《食疗》云：枸杞叶②能令人筋骨壮，除风补益，去虚劳，益阳事。春夏秋采叶，冬采子，可久食之。

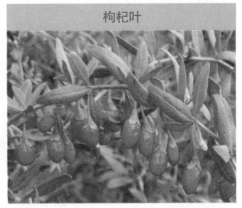
枸杞叶

**【注释】**

①服枸杞：原无，据目录补。

②枸杞叶：又名天精草、枸杞苗。为茄科植物枸杞或宁夏枸杞的嫩茎叶。有清热，止渴，补虚益精，祛风明目，止咳化痰，生津补肝的功效。用于虚劳发热，烦渴，目赤昏痛，障翳夜盲，崩漏带下，热毒疮肿等症。

# 服莲花①

太清诸本草②：七月七日采莲花③七分，八月八日采莲根④八分，九月九日采莲子⑤九分，阴干食之，令人不老。

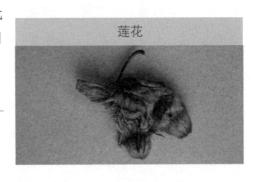
莲花

**【注释】**

①服莲花：原无，据目录补。

②太清诸本草：据《本草纲目·序例》

引《庚辛玉册》:"古有《太清草木方》《太清服食经》《太清丹药录》"诸书,似指此。

③莲花:别名菡萏、荷花、水花、芙蓉。为睡莲科植物莲的花蕾。有散瘀止血,祛湿消火的功效。用于吐血,血淋尿血,崩漏下血,跌打损伤出血,天疱湿疮,疥癣瘙痒等。

④莲根:即莲藕。

⑤莲子:别名莲实、藕实、莲米。为睡莲科植物莲的成熟种子。有补脾止泻,止带,益肾涩精,养心安神的功效。用于脾虚泄泻,带下,遗精,心悸失眠。

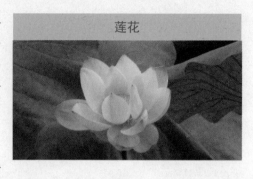
莲花

# 服栗子①

《食疗》云:如肾气虚弱,取生栗子②不以多少,令风干之。每日空心细嚼之三五个,徐徐咽之。

【注释】

①服栗子:原无,据目录补。

②栗子:别名板栗、栗果、大栗。为壳斗科植物栗的种仁。有养胃健脾,补肾强筋,活血止血的功效。用于反胃,泄泻,瘰疬,衄血,便血,活血止血,腰脚软弱,折伤肿痛。

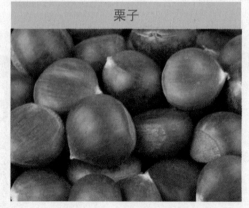
栗子

# 服黄精①

神仙服黄精成地仙:昔临川有士人虐其婢,婢乃逃入山中。久之,见野草枝叶可爱,即拔取食之,甚美。自是常食之,久而不饥,遂轻健。夜息大木下,闻草动以为虎,惧而上木避之,及晓下平地,其身欻然,凌空而去,或自一峰之顶,若飞鸟焉,数岁,其家采薪见之,告其主,使捕之,不得。一日,遇绝壁下,以网三面围之,俄而腾上山顶。其主异之,或曰:此婢安有仙风道骨?不过灵药服食。遂以酒馔五味香美,置往来之路,观其食否,果来食之,遂不能远去,擒之。问以述其故,所指食之草,即黄精也。谨按:黄精宽中益气,补五脏,调良肌肉,充实骨髓,坚强筋骨,延年不老,颜色鲜明,发白再黑,齿落更生。

【注释】

①服黄精：原无，据目录补。

# 神枕法

汉武帝①东巡泰山下，见老翁锄于道，背上有白光高数尺。帝怪而问之，有道术否？老翁对曰：臣昔年八十五时，衰老垂死，头白齿落，有道士者，教臣服枣，饮水，绝谷，并作神枕法，中有三十二物。内二十四物善，以当二十四气②；其八物毒，以应八风。臣行转少，黑发更生，堕齿复出，日行三百里。臣今年一百八十矣，不能弃世入山，顾恋子孙，复还食谷，又已二十余年，犹得神枕之力，往不复老。武帝视老翁，颜壮当如五十许人，验问其邻人，皆云信然。帝乃从授其方作枕，而不能随其绝谷，饮水也。

神枕方：用五月五日，七月七日，取出林柏以为枕。长一尺二寸，高四寸，空中容一斗二升，以柏心赤者为盖，厚二分，盖致之令密，又使开闭也。又钻盖上为三行，每行四十九孔，凡一百四十七孔，令容粟大。用下项药：

川芎 当归 白芷 辛夷 杜衡 白术 藁本 木兰 蜀椒 桂 干姜 防风 人参 桔梗 白薇 荆实 肉苁蓉 飞廉 柏实 薏苡仁 款冬花 白衡 秦椒 麋芜

凡二十四物，以应二十四气。

乌头 附子 藜芦 皂角 莽草 矾石 半夏 细辛

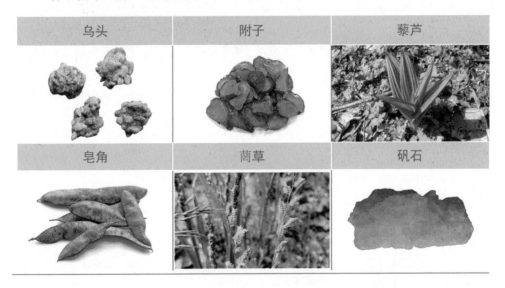

| 乌头 | 附子 | 藜芦 |
| 皂角 | 莽草 | 矾石 |

| 半夏 | 细辛 |
|:---:|:---:|
| 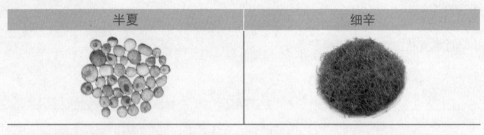 | |

八物毒者，以应八风③。

上三十二物各一两，皆㕮咀。以毒药上安之，满枕中，用囊以衣枕。百日而有光泽，一年体中无疾，一一皆愈而身尽香。四年白发变黑，齿落重生，耳目聪明。神方验秘，不传非人也。武帝以问东方朔④，答云：昔女廉⑤以此传玉青⑥，玉青以传广成子⑦，广成子以传黄帝。近者谷城道士淳于公枕此药，枕百余岁而头发不白。夫病之来皆从阳脉起，今枕药枕，风邪不得侵入矣。又虽以布囊衣枕，犹当复以帏囊重包之，须欲卧时乃脱去之耳。诏赐老翁疋帛，老翁不受，曰：臣之于君，犹子之于父也，子知道以上之于父，义不受赏。又臣非卖道者，以陛下好善，故进此耳。帝止而更赐诸药。

## 【注释】

①汉武帝：即西汉武帝刘彻（前156～前87年），字彘，西汉第七位皇帝，汉民族和汉文化的伟大开拓者之一，杰出的政治家、军学家。

②二十四气：指立春、雨水、惊蛰、春分、清明、谷雨、立夏、小满、芒种、夏至、小暑、大暑、立秋、处暑、白露、秋分、寒露、霜降、立冬、小雪、大雪、冬至、小寒、大寒。

③八风：即四方四隅八方之风。《灵枢·九宫八风篇》云："风从其所居之乡来为实风，主生长养万物；从其冲后来为虚风，伤人者也，主杀主害者。""风从南方来，名曰大弱风……风从西南方来，名曰谋风……风从西方来，名曰刚风……风从西北方来，名曰折风……风从北方来，名曰大刚风……风从东北方来，名曰凶风……风从东方来，名曰婴儿风……风从东南方来，名曰弱风……。此八风，皆从虚之乡来，乃能病人。"实际上，八风统指四时气候变化而言。

④东方朔：人名。西汉时期著名文学家。字曼倩，平原郡厌次县人。

⑤女廉：人名。具体事迹不详。

⑥玉青：人名。具体事迹不详。

⑦广成子：上古黄帝时候的道家人物，修行于崆峒山和神仙洞，黄帝听说后专程去拜访他，并拜广成子为师，问治国之术。战国·庄子《庄子·外篇·在宥》："黄帝闻广成子在空同之上，故往见之，问以至道之要。"

# 服菖蒲①

《神仙服食》②：菖蒲寻九节者，窖③干百日，为末，日三服。久服聪明耳目，延年益寿。

《抱朴子》云：韩聚④服菖蒲十三年，身上生毛，日诵万言，冬袒不寒。须得石上生者，一寸九节，紫花尤善。

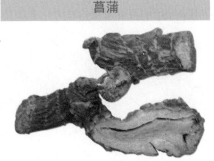

菖蒲

## 【注释】

①服菖蒲：原无，据目录补。
②《神仙服食》：书名。具体内容不详。
③窖：地下室，地窖。
④韩聚：《抱朴子》中的人物。

# 服胡麻①

《神仙服食》：胡麻②，食之能除一切痼疾③，久服长生，肥健人，延年不老。

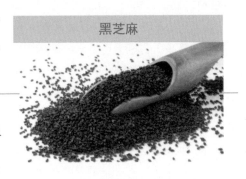

黑芝麻

## 【注释】

①服胡麻：原无，据目录补。
②胡麻：即黑芝麻。为胡麻科植物胡麻的干燥成熟种子。
③痼疾：指经久难治愈的病。

# 服五味①

《抱朴子》：服五味十六年，面色如玉，入火不灼，入水不濡。

## 【注释】

①服五味：原无，据目录补。

# 服藕实①

《食医心镜》②：藕实，味甘平，无毒。补中养气，清神，除百病。久服令人止渴悦泽。

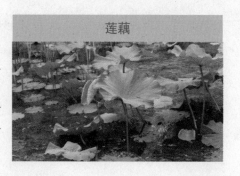

莲藕

【注释】

①服藕实：原无，据目录补。

②《食医心镜》：又名《食医心鉴》，食疗方书。唐代咎殷约撰于公元9世纪。集录食品治病之方，详载用量、服法，多切实用。

## 服莲子莲蕊①

《日华子》②云：莲子并石莲③去心，久食令人心喜，益气、止渴。治腰痛，泄精，泻痢。

《日华子》云：莲花蕊④，久服镇心益色，驻颜轻身。

【注释】

①服莲子莲蕊：原无，据目录补。

②《日华子》：《日华子诸家本草》的简称。是将诸家本草结合当时所常用的药物编纂而成。对每药的性状、功用叙述比较全面。本书早已散佚，但其内容，还可从《证类本草》《本草纲目》中见到。

③石莲：又名甜石莲、壳莲子、带皮莲子。为睡莲科植物莲的老熟果实。《五杂俎》："今赵州宁晋具有石莲子，皆埋土中，不知年代。居民掘土，往往得之。有娄斛者，其状如铁石，而肉芳香不枯，投水中即生莲叶。食之令人轻身延年，医泻痢诸疾。"

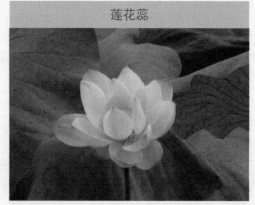

莲花蕊

④莲花蕊：别名金樱草、莲花须、莲花蕊、莲蕊须。为睡莲科植物莲的雄蕊。有固肾涩精的功效。用于遗精滑精，带下，尿频。

## 服何首乌①

《日华子》云：何首乌②，味甘，无毒，久服壮筋骨，益精髓，黑髭鬓，令人有子。

**【注释】**

①服何首乌：原无，据目录补。

②何首乌：别名生首乌、制首乌。为蓼科植物何首乌的块根。有解毒，消痈，截疟，润肠通便的功效。用于疮痈，瘰疬，风疹瘙痒，久疟体虚，肠燥便秘。

何首乌

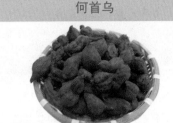

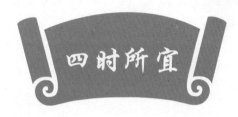

四时所宜

春三月，此谓发陈①，天地俱生，万物以荣，夜卧早起，广步于庭，被发缓行，以使志生，生而勿杀，予而勿夺，赏而勿罚，此春气之应，养生之道也。逆之则伤肝，夏为寒变②，奉长者少。

春气温，宜食麦以凉之，不可一于温也。禁温饮食及热衣服。

夏三月，此谓蕃秀③，天地气交，万物华实，夜卧早起，无厌于日，使志无怒，使华英成秀，使气得泄，若所爱在外，此夏气之应，养长之道也。逆之则伤心，秋为痎疟④，奉收者少，冬至重病。

夏气热，宜食菽⑤以寒之，不可一于热也。禁温饮食，饱食，湿地，濡衣服。

秋三月，此谓容平⑥，天气以急，地气以明，早卧早起，与鸡俱兴，使志安宁，以缓秋刑⑦，收敛神气，使秋气平，无外其志，使肺气清，此秋气之应，养收之道也。逆之则伤肺，冬为飧泄⑧，奉藏者少。

秋气燥，宜食麻，以润其燥。禁寒饮食，寒衣服。

冬三月，此谓闭藏⑨，水冰地坼⑩，无扰乎阳，早卧晚起，必待日光，使志若伏若匿，若有私意，若己有得，去寒就温，无泄皮肤，使气亟夺，此冬气之应，养藏之道也。逆之则伤肾，春为痿厥⑪，奉生者少。

冬气寒，宜食黍，以热性治其寒。禁热饮食，温炙衣服。

**【注释】**

①发陈：指二十四节气自立春开始的三个月，为一年之始。就是利用春阳发泄之机，退除冬蓄之故旧。

②寒变：夏日得病之总称。喻昌（明末清初医家，字嘉言）说："寒变者，夏月得

病之总名。"

③蕃秀：蕃，繁茂。万物繁衍秀美，茂盛华秀的景象。

④痎疟：疟疾的通称。亦指经年不愈的老疟。

⑤菽（shū）：豆类的总称。

⑥容平：万物之容，至此平定。

⑦秋刑：是指秋天肃杀之气对万物的摧折。

⑧飧（sūn）泄：病名。本病是清气不升、肝郁脾虚所致。临床表现有大便泄泻清稀，并有不消化的食物残渣（完谷不化）、肠鸣腹痛、脉弦缓等。

⑨闭藏：就是要关闭所有的开泄的气机，要收藏住。

⑩坼（chè）：裂开，分裂。

⑪痿厥（wěi jué）：病症名。痿病兼见气血厥逆，以足痿弱不收为主证。

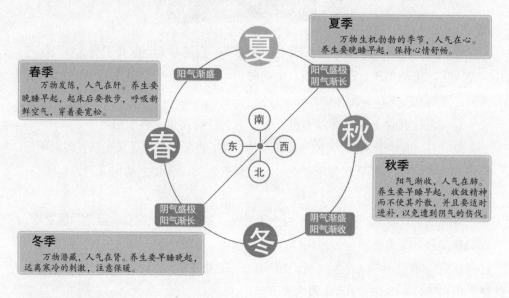

**夏季**
万物生机勃勃的季节，人气在心。养生要晚睡早起，保持心情舒畅。

**春季**
万物发陈，人气在肝。养生要晚睡早起，起床后要散步，呼吸新鲜空气，穿着要宽松。

**秋季**
阳气渐收，人气在肺。养生要早睡早起，收敛精神而不使其外散，并且要适时进补，以免遭到阴气的伤伐。

**冬季**
万物潜藏，人气在肾。养生要早睡晚起，远离寒冷的刺激，注意保暖。

春季的三个月，是万物复苏的季节，自然界生机勃发，故称其为发陈。天地自然，都富有生气，万物显得欣欣向荣。此时，人们应该入夜即睡眠，早些起身，披散开头发，解开衣带，使形体舒缓，放宽步子，在庭院中漫步，使精神愉快，胸怀开畅，保持万物的生机。不要滥行杀伐，多施与，少敛夺，多奖励，少惩罚，这是适应春季的时令，保养生发之气的方法。如果违逆了春生之气，便会损伤肝脏，使提供给夏长之气的条件不足，到夏季就会发生寒性病变。

春季气候温和，应该吃小麦，以便使温气变凉，不可以全部处于温气之中。

禁忌温热的饮食和衣服。

夏季的三个月，谓之蕃秀，是自然界万物繁茂秀美的时令。此时，天气下降，地气上腾，天地之气相交，植物开花结实，长势旺盛，人们应该在夜晚睡眠，早早起身，不要厌恶长日，情志应保持愉快，切勿发怒，要使精神之英华适应夏气以成其秀

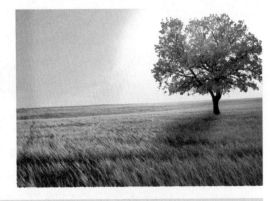

美，使气机宣畅，通泄自如，精神外向，对外界事物有浓厚的兴趣。这是适应夏季的气候，保护长养之气的方法。如果违逆了夏长之气，就会损伤心脏，使提供给秋收之主的条件不足，到秋天容易发生疟疾，冬天再次发生疾病。

夏季气候炎热，应该吃多些豆类，以便使身体热气降温，不要总是处于炎热的环境之中。不要吃温性和热性的食物，也不要吃得过饱，不要坐在潮湿的地面和穿衣服。

秋季的三个月，谓之容平，自然界景象因万物成熟而平定收敛。此时，天高风急，地气清肃，人应早睡早起，和鸡的活动时间相仿，以保持神志的安宁，减缓秋季肃杀之气对人体的影响；收敛神气，以适应秋季容平的特征，不使神思外驰，以保持肺气的清肃功能，这就是适应秋令的特点而保养人体收敛之气的方法。若违逆了秋收之气，就会伤及肺脏，使提供给冬藏之气的条件不足，就会出现阳虚腹泻的病证。

秋季气候干燥，应该吃些芝麻，以便滋润体内的燥气。禁吃寒性冰冷的饮食，穿衣服也不要过于单薄。

冬天的三个月，谓之闭藏，是生机潜伏，万物蛰藏的时令。当此时节，水寒成冰，大地龟裂，人应该早睡晚起，待到日光照耀时起床才好，不要轻易地扰动阳气，妄事操劳，要使神志深藏于内，安静自若，好像有个人的隐秘，严守而不外泄，又像得到的渴望得到的东西，把它密藏起来一样；要守避寒冷，求取温暖，不要使皮肤开泄而令阳气不断地损失，这是适应冬季的气候而保养人体闭藏机能的方法。违逆了冬令的闭藏之气，就要损伤肾脏，使提供给春生之气的条件不足，春天便会出现痿厥一类的疾病。

冬季气候寒冷，应该吃些黄米，用其热性来减缓寒气对身体的影响。禁食过热的饮食，也不要穿用火烤炙过热的衣服。

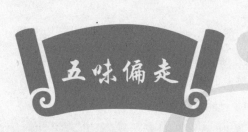

# 五味偏走

　　酸涩以收，多食则膀胱不利，为癃闭。苦燥以坚，多食则三焦闭塞，为呕吐。辛味熏蒸，多食则上走于肺，荣卫不时[①]而心洞[②]。咸味涌泄，多食则外注于脉，胃竭，咽燥而病渴。甘味弱劣，多食则胃柔缓而虫过，故中满而心闷。

　　辛走气，气病勿多食辛。咸走血，血病勿多食咸。苦走骨，骨病勿多食苦。甘走肉，肉病勿多食甘。酸走筋，筋病勿多食酸。

　　肝病禁食辛，宜食粳米、牛肉、葵菜之类。心病禁食咸，宜食小豆、犬肉、李、韭之类。脾病禁食酸，宜食大豆、豕肉、栗、藿[③]之类。肺病禁食苦，宜食小麦、羊肉、杏、薤[④]之类。肾病禁食甘，宜食黄黍、鸡肉、桃、葱之类。

　　多食酸，肝气以津，脾气乃绝，则肉胝膹而唇揭[⑤]。多食咸，骨气劳短，肌气折，则脉凝泣而变色。多食甘，心气喘满，色黑，肾气不平，则骨痛而发落。多食苦，则脾气不濡，胃气乃厚，则皮槁而毛拔。多食辛，筋脉沮弛，精神乃央，则筋急而爪枯。

　　五谷[⑥]为食，五果[⑦]为助，五肉[⑧]为益，五菜[⑨]为充，气味合和而食之，则补精益气。虽然五味调和，食饮口嗜，皆不可多也。多者生疾，少者为益。百味珍馔，日有慎节，是为上矣。

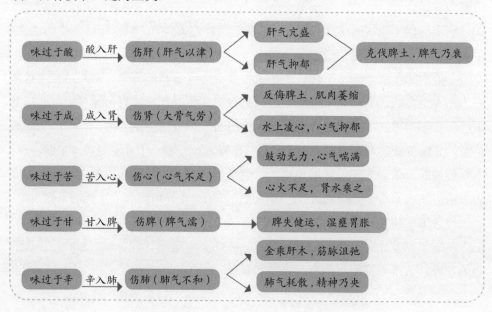

## 【注释】

①荣卫不时：荣卫失调。荣卫即营卫，出《灵枢·营卫生会篇》。李经纬、邓铁涛《中医大辞典》："营气和卫气的合称。两气同出一源，皆水谷精气所化生。营行脉中，具有营养周身作用；卫行脉外，具有捍卫躯体的功能。"

②心洞：病名。即"心气不足"。

③藿：一指豆叶，嫩时可食。《广雅·释草》："豆角谓之荚，其叶谓之藿。"《诗·小雅·白驹》："食我场藿。"二指藿香，多年生草本植物，叶子心脏形，花蓝紫色，瘦果倒卵性。茎叶香气很浓，可入药。

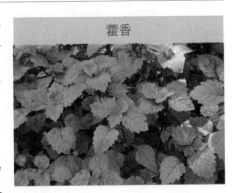
藿香

④薤：植物名。俗称薤头，百合科葱属多年生鳞茎植物。《新修本草》："薤乃是韭类，叶不似葱……薤有赤白两种：白者补而美，赤者主金疮及风，苦而无味。"

⑤肉胝膜而唇揭：胝，音同"之"，皮厚的意思；膜，即皱，皱缩的意思；揭，即掀起的意思。肉胝膜而唇揭，就是皮肉坚厚皱缩，口唇干裂，表皮掀起的意思。

⑥五谷：粳米、小豆、麦、大豆、黄黍。

⑦五果：桃、李、杏、栗、枣。

⑧五肉：牛、羊、豕、犬、鸡。

⑨五菜：葵、藿、薤、葱、韭。

译文

　　酸味的作用是能涩能收，多食酸味的食物，就会影响膀胱的通利，造成排尿困难或小便不通。苦味的作用是能燥能坚，多食苦味的食物，就会使三焦闭塞，导致上逆呕吐。辛味的作用是能散能行，可使体内之气熏蒸宣发，多食辛味的食物，就会使体内之气因熏蒸而上行到达肺脏，造成荣卫失调，而引起"心气不足"。咸味的作用是能软坚润下，令人吐泻，多食咸味的食物，就会使人的气血津液流注到经脉之外，造成胃液枯竭，咽喉干燥，患上一种近似于消渴的病症。甘味的作用是能缓能补，多食甘味的食物，就会使胃肠的功能减弱，变得柔弱迟缓，蠕动慢得像慢慢爬行的虫子一样，至使人感到脾胃胀满而胸中发闷。

　　辛味走气，气病不可多食辛味；咸味走血，血病不可多食咸味；苦味走骨，骨病不可多食苦味；甜味走肉，肉病不可多食甜味；酸味走筋，筋病不可多食酸味。

　　患肝病的人禁食辛味的食物，宜食粳米、牛肉、葵菜等。患心病的人禁食咸味的食物，宜食小豆、狗肉、李子、韭菜等。患脾病的人禁食酸味的食物，宜食大豆、猪肉、栗子、藿等。患肺病的人禁食苦味的食物,宜食小麦、羊肉、杏、薤等。患肾病的人禁食甘的食物,宜食黄黍、鸡肉、桃、葱等。

过食酸味的食物,则肝脏津液过盛,会使脾气衰竭,令人肌肉粗厚皱缩而口唇干裂、表皮掀起。过食咸味,会使骨骼受到伤害,正常的皮肉色泽会消退,令人血脉凝塞不畅,而颜面色泽发生变化。过食甘味,会使胸腹胀满、心口发闷、气喘,肤色变黑,肾气不平,令人骨骼疼痛而头发脱落。过食苦味,会使脾气得不到濡润,胃气反而因此而加厚,令人皮肤枯槁而毛发脱落。过食辛味,会使筋脉渐渐变得迟缓衰败,精神也随之颓废,令人筋脉拘挛而爪甲枯干。

以五谷为滋养,五果为辅助,五畜肉为补益,五菜为补充。用谷肉果菜气味调和服食,可以补益精气。五味调和的食物虽然人们都喜欢吃,但无论多么好的食物都不可过量,吃多了就会生出疾病,吃得少则对身体有益。对各种美味的珍馐,也应该每天慎重地加以节制与选择,这才是最好的防病养生之道。

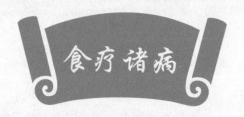

## 食疗诸病

## 生地黄鸡

治腰背疼痛,骨髓虚损,不能久立,身重气乏,盗汗[①],少食,时复吐利。

生地黄(半斤)  饴糖[②](五两)  乌鸡[③](一枚)

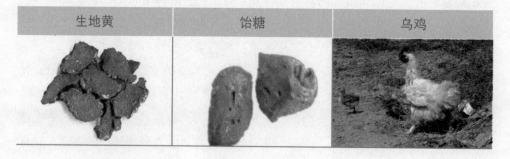

| 生地黄 | 饴糖 | 乌鸡 |
| --- | --- | --- |

上三味，先将鸡去毛、肠肚净，细切，地黄与糖相和匀，内鸡腹中，以铜器中放之，复置甑中蒸炊，饭熟成，取食之。不用盐醋，唯食肉尽却饮汁。

**【注释】**

①盗汗：病症名。是以入睡后汗出异常，醒后汗泄即止为特征的一种病征。

②饴糖：别名饧、胶饴、饧糖。为米、大麦、小麦、粟或玉蜀黍等粮食经发酵糖化制成的糖类食品。有补脾益气，缓急止痛，润肺止咳的功效。用于脾胃虚弱、虚寒腹痛、肺虚咳喘、误吞异物等症。

③乌鸡：别名乌骨鸡、药鸡。有养阴退热，平肝祛风，补中止渴的功效。用于虚劳骨蒸羸瘦，消渴，脾虚滑泄，下痢口噤，崩中，带下。

# 羊蜜膏

治虚劳，腰痛，咳嗽，肺痿①，骨蒸②。

熟羊脂③（五两）　熟羊髓④（五两）　白沙蜜（五两，炼净）　生姜汁（一合）生地黄汁（五合）

上五味，先以羊脂煎令沸，次下羊髓又令沸，次下蜜、地黄、生姜汁，不住手搅，微火熬数沸成膏。每日空心温酒调一匙头。或作羹汤，或作粥食之亦可。

**【注释】**

①肺痿：病名。是指肺叶痿弱不用，临床以咳吐浊唾涎沫为症状，为肺脏的慢性虚损性疾患。

②骨蒸："骨"表示深层的意思，"蒸"是熏蒸的意思，形容阴虚潮热的热气自里透发而出，故称为骨蒸。即结核。《外台秘要》卷十三："骨髓中热，称为骨蒸。"

③羊脂：为牛科山羊属动物山羊或绵羊属动物绵羊的脂肪油。有补虚，润燥，祛风，解毒的功效。用于虚劳羸瘦，久痢，口干便秘，肌肤皲裂，痿痹，赤丹肿毒，疥癣疮疡，烧烫伤，冻伤。

④羊髓：为牛科山羊属动物山羊或绵羊属动物绵羊的骨髓或脊髓。有益阴填髓，润肺泽肤，清热解毒的功效。用于虚劳羸瘦，骨蒸劳热，肺痿咳嗽，消渴，皮毛憔悴，目赤，目翳，痈疽疮疡。

## 羊脏羹

治肾虚劳损①，骨髓伤败。

羊肝、肚、肾、心、肺（各一具，汤洗净） 牛酥（一两） 胡椒（一两） 荜茇（一两） 豉（一合） 陈皮（二钱，去白） 良姜（二钱） 草果（两个） 葱（五茎）

上件，先将羊肝等，慢火煮令熟，将汁滤净。和羊肝等并药，一同入羊肚内，缝合口，令绢袋盛之，再煮熟，入五味，旋旋②任意食之。

### 【注释】

①劳损：病症名。指虚劳、虚损之属阴虚者。《景岳全书·杂病谟》："劳损之病，本属阴虚。"

②旋旋：频频。唐·顾况《焙茶坞》诗："旋旋续新烟，呼儿劈寒木。"

## 羊骨粥

治虚劳，腰膝无力。

羊骨（一副，全者，捶碎） 陈皮（二钱，去白） 良姜（二钱） 草果（二个）生姜（一两） 盐（少许）

上水三斗，慢火熬成汁，滤出澄清，如常作粥，或作羹汤亦可。

## 羊脊骨粥

治下元①久虚，腰肾伤败。

羊脊骨（一具，全者，捶碎）肉苁蓉②（一两，洗，切作片） 草果（三个） 荜茇（二钱）

上件，水熬成汁，滤去滓，入葱白、五味，作面羹食之。

肉苁蓉

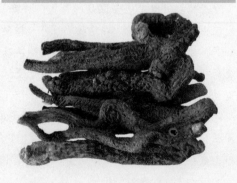

### 【注释】

①下元：为下焦的元气，元气又称"原气""真气""真元之气"。它来源于先天，是先天之精气所化生。

②肉苁蓉：为列当科植物肉苁蓉或苁蓉、迷肉苁蓉等的肉质茎。有补肾阳，益精血，润肠通便的功效。用于肾阳不足，精血亏虚，阳痿不孕，腰膝酸软，筋骨无力，肠燥便秘。

# 白羊肾羹

治虚劳，阳道衰败①，腰膝无力。

白羊肾（二具，切作片）　肉苁蓉（一两，酒浸，切）　羊脂（四两，切作片）　胡椒（二钱）　陈皮（一钱，去白）　荜茇（二钱）　草果（二钱）

上件相和，入葱白、盐、酱，煮作汤，入面饦子，如常作羹食之。

## 【注释】

①阳道衰败：男子性功能衰败。

# 猪肾粥

治肾虚劳损，腰膝无力，疼痛。

猪肾①（一对，去脂膜，切）　粳米（三合）　草果（二钱）　陈皮（一钱，去白）　缩砂（二钱）

上件，先将猪肾、陈皮等煮成汁，滤去滓，入酒少许，次下米成粥，空心食之。

## 【注释】

①猪肾：又称猪腰子。为猪科猪属动物猪的肾脏。有补肾益阴，利水的功效。用于肾虚耳聋，遗精盗汗，腰痛，产后虚羸，身面浮肿。

# 枸杞羊肾粥

治阳气衰败，腰脚疼痛，五劳七伤。

枸杞叶（一斤）　羊肾（一对，细切）　葱白（一茎）　羊肉（半斤，炒）

上四味拌匀，入五味，煮成汁，下米熬成粥，空腹食之。

# 鹿肾羹

治肾虚耳聋①。

鹿肾②（一对，去脂膜，切）

上件于豆豉中，入粳米三合，煮粥或作羹，入五味，空心食之。

【注释】

①肾虚耳聋：即因肾虚精气耗伤所致的耳聋。

②鹿肾：为鹿科动物梅花鹿或马鹿的阴茎和睾丸。有补肾精，壮肾阳，强腰膝的功效。用于肾虚劳损，腰膝酸痛，耳聋耳鸣，阳痿滑精，宫寒不孕。

# 羊肉羹

治肾虚衰弱，腰脚无力。

羊肉（半斤，细切） 萝卜（一个，切作片） 草果（一钱） 陈皮（一钱，去白） 良姜（一钱） 荜茇（一钱） 胡椒（一钱） 葱白（三茎）

上件，水熬成汁，入盐、酱熬汤，下面馎子，作羹食之。将汤澄清，作粥食之亦可。

# 鹿蹄汤

治诸风、虚，腰脚疼痛，不能践地。

鹿蹄①（四只） 陈皮（二钱） 草果（二钱）

上件，煮令烂熟，取肉，入五味，空腹食之。

【注释】

①鹿蹄：为鹿科动物梅花鹿或马鹿的蹄肉。主治风寒湿痹，腰脚酸痛。

# 鹿角酒

治卒患腰痛，暂转不得。

鹿角①（新者，长二三寸，烧令赤）

上件，内酒中浸二宿，空心饮之立效。

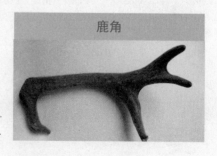
鹿角

【注释】

①鹿角：为鹿科动物梅花鹿或马鹿已骨化的老

角。有温肾阳，强筋骨，行血消肿的功效。用于肾阳不足，阳痿遗精，腰脊冷痛，阴疽疮疡，乳痈初起，瘀血肿痛。

## 黑牛髓煎

治肾虚弱，骨伤败，瘦弱无力。

黑牛髓（半斤） 生地黄汁（半斤） 白沙蜜（半斤，炼去蜡）

上三味和匀，煎成膏，空心酒调服之。

## 狐肉汤

治虚弱，五脏邪气。

狐肉①（五斤，汤洗净）草果（五个）缩砂（二钱） 葱（一握） 陈皮（一钱，去白） 良姜（二钱） 哈昔泥（一钱，即阿魏）

上件，水一斗，煮熟，去草果等，次下胡椒二钱，姜黄一钱，醋、五味，调和匀，空心食之。

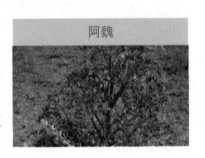
阿魏

**【注释】**

①狐肉：即狐狸肉。为犬科动物狐的肉。有补虚暖中，解疮毒的功效。用于虚劳，健忘，惊痫，水气黄肿，疥疮。

## 乌鸡汤

治虚弱，劳伤，心腹邪气。

乌雄鸡（一只， 洗净，切作块子） 陈皮（一钱，去白） 良姜（一钱） 胡椒（二钱） 草果（二个）

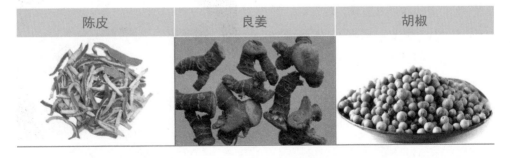

| 陈皮 | 良姜 | 胡椒 |
| --- | --- | --- |

上件，以葱、醋、酱相和，入瓶内，封口，令煮熟，空腹食。

# 醍醐酒

治虚弱，去风湿①。

醍醐（一盏）

上件，以酒一杯和匀，温饮之，效验。

【注释】

①风湿：风和湿两种病邪结合所致的病症，亦称风湿症。是由于风寒湿热等因素造成心脏、关节、皮肤等产生一定不适感症状的统称。

# 山药饦①

治诸虚，五劳七伤，心腹冷痛，骨髓伤败。

羊骨（七五块，带肉）　萝卜（一枚，切作大片）　葱白（一茎）　草果（五个）陈皮（一钱，去白）　良姜（一钱）　胡椒（二钱）　缩砂（二钱）　山药（二斤）

上件同煮，取汁澄清，滤去滓，面二斤，山药二斤，煮熟，研泥，溲②面作饦，入五味，空腹食之。

【注释】

①饦（tuō）：饼。《方言》："饼谓之饦。"
②溲：《正字通》："溲，水调粉面也。"

# 山药粥

治虚劳，骨蒸，久冷。

羊肉（一斤，去脂膜，烂煮熟，研泥）山药（一斤，煮熟，研泥）

上件，肉汤内下米三合，煮粥，空腹食之。

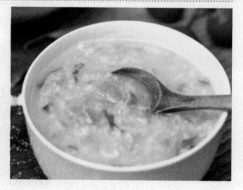

# 酸枣粥

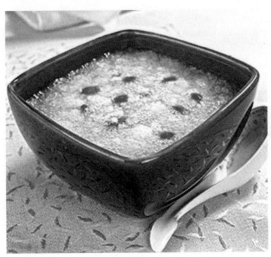

治虚劳，心烦，不得睡卧。

酸枣仁<sup>①</sup>（一碗）

上用水，绞取汁，下米三合煮粥，空腹食之。

## 【注释】

①酸枣仁：别名枣仁、酸枣核。为鼠李科植物酸枣的干燥成熟种子。有养心补肝，宁心安神，敛汗，生津的功效。用于虚烦不眠，惊悸多梦，体虚多汗，津伤口渴。

# 生地黄粥

治虚弱骨蒸，四肢无力，渐渐羸瘦，心烦不得睡卧。

生地黄汁（一合）　酸枣仁（二两，水绞，取汁二盏）

上件，水煮同熬数沸，次下米三合煮粥，空腹食之。

# 椒面羹

治脾胃虚弱，久患冷气<sup>①</sup>，心腹结痛，呕吐不能下食。

川椒（三钱，炒，为末）　白面（四两）

上件同和匀，入盐少许，于豆豉作面条，煮羹食之。

## 【注释】

①久患冷气：即冷气长时间积聚在体内所生的病症。

# 荜茇粥

治脾胃虚弱，心腹冷气疞痛<sup>①</sup>，妨<sup>②</sup>闷不能食。

荜茇（一两）　胡椒（一两）　桂（五钱）

上三味为末。每用三钱，水三大碗，入豉半合，同煮令熟，去滓，下米三合作粥，空腹食之。

【注释】

①疞痛：症名。指腹部缓痛，或可兼见腹部轻度拘急感。多由血虚寒滞所致。

②妨：有阻碍、损害之义。

## 良姜粥

治心腹冷痛，积聚，停饮①。

高良姜（半两，为末）　粳米（三合）

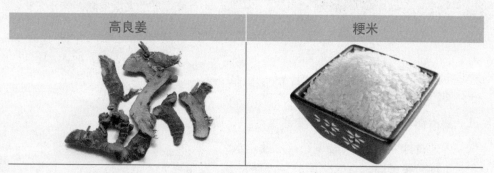

| 高良姜 | 粳米 |
| --- | --- |

上件，水三大碗，煎高良姜至二碗，去滓，下米煮粥，食之效验。

【注释】

①停饮：饮邪停于心下或膈间，以心痛、胸满、气短、眩晕等为常见症的饮证。

## 吴茱萸粥

治心腹冷气冲胁肋痛。

吴茱萸①（半两，水洗，去涎②，焙干，炒，为末）

上件，以米三合，一同作粥，空腹食之。

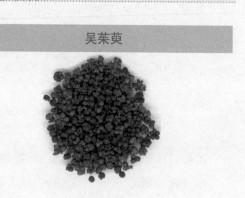

吴茱萸

## 【注释】

①吴茱萸：为芸香科植物吴茱萸、石虎或疏毛吴茱萸的干燥近成熟果实。有散寒止痛，降逆止呕，助阳止泻的功效。用于厥阴头痛，寒疝腹痛，寒湿脚气，经行腹痛，脘腹胀痛，呕吐吞酸，五更泄泻。

②去涎：此为吴茱萸的炮制方法之一。即用水泡掉吴茱萸的烈汁。

# 牛肉脯

治脾胃久冷，不思饮食。

牛肉（五斤，去脂膜，切作大片） 胡椒（五钱） 荜茇（五钱）陈皮（二钱，去白）草果（二钱）缩砂（二钱） 良姜（二钱）

上件为细末，生姜汁五合，葱汁一合，盐四两，同肉拌匀，淹二日，取出焙干，作脯，任意食之。

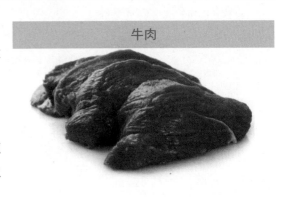

牛肉

# 莲子粥

治心志不宁。补中强志，聪明耳目。

莲子（一升，去心）

上件煮熟，研如泥，与粳米三合，作粥，空腹食之。

# 鸡头粥

治精气不足，强志，明耳目。

鸡头实①（三合）

上件煮熟，研如泥，与粳米一合，煮粥食之。

## 【注释】

①鸡头实：即芡实。为睡莲科植物芡的干燥成熟种仁。有益肾固精，补脾止泻，祛湿止带的功效。用于梦遗滑精，遗尿尿频，脾虚久泻，白浊，带下。

# 鸡头粉羹[1]

治湿痹，腰膝痛。除暴疾，益精气，强心志，耳目聪明。

鸡头[2]（磨成粉）　羊脊骨（一副，带肉，熬取汁）

上件，用生姜汁一合，入五味调和，空心食之。

## 【注释】

①粉羹：原作"羹粉"，据目录改。

②鸡头：原脱用量，诸本同。

# 桃仁粥

治心腹痛，上气咳嗽，胸膈妨满，喘急。

桃仁[1]（三两，汤煮熟，去尖、皮，研）

上件取汁，和粳米同煮粥，空腹食之。

## 【注释】

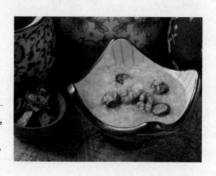

①桃仁：为蔷薇科植物桃或山桃的干燥成熟种子。有活血祛瘀，润肠通便的功效。用于经闭，痛经，癥瘕痞块，跌扑损伤，肠燥便秘。

# 生地黄粥

治虚劳，瘦弱，骨蒸，寒热往来[1]，咳嗽唾血。

生地黄汁（二合）

上件，煮白粥，临熟时入地黄汁，搅匀，空腹食之。

## 【注释】

①寒热往来：症名。是发热与恶寒交替出现的一种热型，其热时自热而不觉寒，其寒时自寒而不觉热。与恶寒发热的寒热同时并作不同。

# 鲫鱼羹

治脾胃虚弱，泄痢，久不瘥者，食之立效。

大鲫鱼（二斤） 大蒜（两块）
胡椒（二钱） 小椒（二钱） 陈皮（二
钱） 缩砂（二钱） 荜茇（二钱）

上件，葱、酱、盐、料物、蒜，
入鱼肚内，煎熟作羹，五味调和令匀，
空心食之。

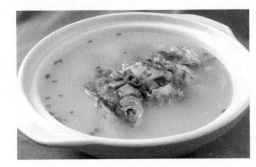

# 炒黄面

治泄痢，肠胃不固①。

白面（一斤，炒令焦黄）

上件，每日空心温水调一匙
头。

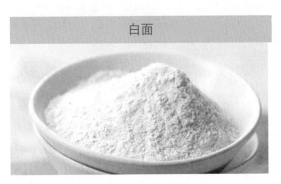

白面

## 【注释】

①肠胃不固：指经常腹泻。

# 乳饼面

治脾胃虚弱，赤白泄痢。

乳饼①（一个，切作豆子样）

上件，用面拌煮熟，空腹食之。

## 【注释】

①乳饼：乳制食品名。《初学记》卷二六引晋·卢谌《祭法》："夏祠别用乳饼，
冬祠用环饼。"

# 炙黄鸡

治脾胃虚弱，下痢。

黄雌鸡（一只，挦净）

上以盐、酱、醋、茴香、小椒末同拌匀，刷鸡上，令炭火炙干焦，空腹食之。

# 牛奶子煎荜茇法

贞观中，太宗苦于痢疾，众医不效，问左右能治愈者，当重赏。时有术士进此方：用牛奶子煎荜茇，服之立瘥。

# 獱肉羹

治水肿，浮气，腹胀，小便涩少。

獱肉①（一斤，细切） 葱（一握） 草果（三个）

上件，用小椒、豆豉，同煮烂熟，入粳米一合作羹，五味调匀，空腹食之。

## 【注释】

①獱（tuān）肉：为鼬科猪獾属动物猪獾的肉。有补脾肺，益气血，利水，杀虫的功效。用于虚劳羸瘦，咳嗽，水胀，久痢，小儿疳积。

# 黄雌鸡

治腹中水癖①，水肿。

黄雌鸡（一只，挦净） 草果（二钱） 赤小豆②（一升）

上件，同煮熟，空心食之。

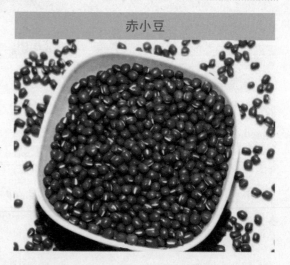

赤小豆

## 【注释】

①水癖：病名。因水气结聚两胁而成癖病。《诸病源候论·水病诸候》："水癖由于浆不消，水气结聚而成癖，在于两胁之侧，转动便痛，不耐风寒，不欲食而短气是也。"又称支饮。

②赤小豆：别名赤豆、红小豆。为豆科植物赤小豆或赤豆的干燥成熟种子。有利水消肿，解毒排脓的功效。用于水肿胀满，脚气肢肿，黄疸尿赤，风湿热痹，痈肿疮毒，肠痈腹痛。

# 青鸭羹

治十种水病①不瘥。

青头鸭[2]（一只，退净）　草果（五个）

上件，用赤小豆半升，入鸭腹内煮熟，五味调，空心食。

【注释】

①十种水病：《三因极一病证方论》卷十四，将心水、肝水、肺水、脾水、肾水、胆水、大肠水、膀胱水、胃水、小肠水等十水称为正水。

②青头鸭：雁形目鸭科鸭属的鸟类。《本草纲目》："治水利小便，宜用青头雄鸭。"

# 萝卜粥

治消渴，舌焦，口干，小便数。

大萝卜[1]（五个，煮熟，绞取汁）

上件，用粳米三合，同水并汁，煮粥食之。

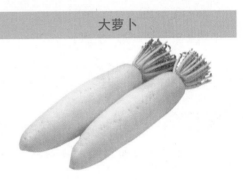

大萝卜

【注释】

①萝卜：古称莱菔。为十字花科植物莱菔的新鲜根。《日用本草》："宽胸膈，利大小便。熟食之，化痰消谷；生啖之，止渴宽中。"

# 野鸡羹

治消渴，口干，小便频数。

野鸡[1]（一只，捋净）

上入五味，如常法作羹臛[2]食之。

【注释】

①野鸡：即雉。有益气，止泻的功效。用于脾虚泄泻，胸腹胀满。

②臛（huò）：肉羹。

# 鹁鸽羹

治消渴，饮水无度。

白鹁鸽①（一只，切作大片）

上件，用土苏②一同煮熟，空腹食之。

## 【注释】

①鹁鸽：为鸠鸽科动物原鸽、家鸽或岩鸽的肉或全体。有滋肾益气，祛风解毒的功效。用于虚羸，消渴，久疟，妇女血虚经闭，恶疮疥癣。

②土苏：莱菔的别称。

# 鸡子黄

治小便不通。

鸡子黄①（一枚，生用）

上件，服之不过三服，熟亦可食。

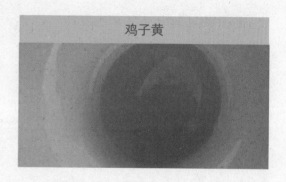

鸡子黄

## 【注释】

①鸡子黄：为雉科动物家鸡的蛋黄。

# 葵菜羹

治小便癃闭①不通。

葵菜叶（不以多少，洗择净）

上煮作羹，入五味，空腹食之。

## 【注释】

①癃闭：病名。又称小便不通；尿闭。以小便量少，点滴而出，甚则闭塞不通为主症的一种疾患。实症多因湿热、气结、瘀血阻碍气化运行；虚症多因中气、肾阳亏虚而气化不行。

# 鲤鱼汤

治消渴，水肿，黄疸，脚气。

大鲤鱼（一头） 赤小豆（一合） 陈皮（二钱，去白） 小椒（二钱） 草果（二钱）

上件，入五味，调和匀，煮熟，空腹食之。

# 马齿菜粥

治脚气，头面水肿，心腹胀满，小便淋涩。

马齿菜[①]（洗净，取汁）

上件，和粳米同煮粥，空腹食之。

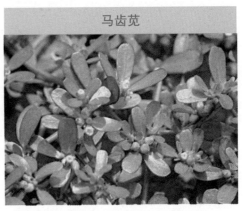
马齿苋

**【注释】**

①马齿菜：即马齿苋。马齿苋科植物马齿苋的全草。有清热利湿，凉血解毒的功效。用于细菌性痢疾，急性胃肠炎，急性阑尾炎，乳腺炎，痔疮出血，白带；外用治疗疮肿毒，湿疹、带状疱疹。

# 小麦粥

治消渴，口干。

小麦（淘净，不以多少）

上以煮粥，或炊作饭，空腹食之。

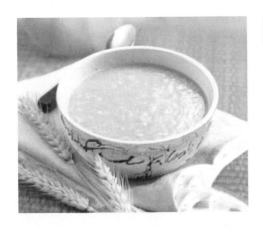

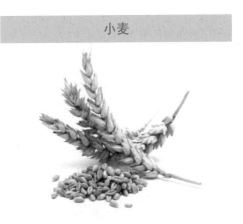
小麦

## 驴头羹

治中风①头眩，手足无力，筋骨烦痛，言语謇涩②。

乌驴头（一枚，洗净）　胡椒（二钱）　草果（二钱）

| 胡椒 | 草果 |
| --- | --- |

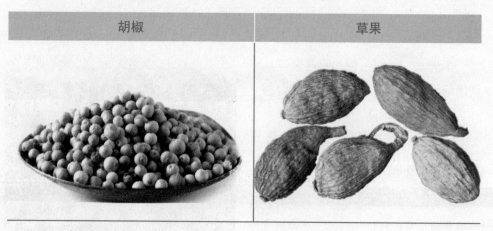

上件，煮令烂熟，入豆豉汁中，五味调和，空腹食之。

【注释】

①中风：又称脑卒中、卒中等。多指内伤病症的类中风，多因气血逆乱、脑脉痹阻或血溢于脑所致。以突然昏仆、半身不遂、肢体麻木、舌蹇不语，口舌歪斜，偏身麻木等为主要表现的病症。

②言语謇涩（jiǎn sè）：指因舌体强硬，运动不灵而致发音困难，言语不清的表现。

## 驴肉汤

治风狂，忧愁不乐，安心气。

乌驴肉（不以多少，切）

上件，于豆豉中，烂煮熟，入五味，空心食之。

## 狐肉羹

治惊风，癫痫①，神情恍惚，言语错谬，歌笑无度。

狐肉（不以多少及五脏）

上件，如常法入五味，煮令烂熟，空心食之。

**【注释】**

①癫痫：即俗称的"羊角风"或"羊癫风"，是大脑神经元突发性异常放电，导致短暂的大脑功能障碍的一种慢性疾病。

# 熊肉羹

治诸风，脚气，痹痛不仁，五缓筋急①。

熊肉（一斤）

上件，于豆豉中，入五味、葱、酱，煮熟，空腹食之。

**【注释】**

①五缓筋急：指筋脉弛缓或筋急拘挛，不能随意运动。

# 乌鸡酒

治中风，背强，舌直不得语，目睛不转，烦热。

乌雌鸡（一只，洗净，去肠肚）

上件，以酒五升，煮取酒二升，去滓。分作三服，相继服之。汁尽，无时熬葱白、生姜。

粥投之，盖覆取汁。

# 羊肚羹

治诸中风。

羊肚（一枚，洗净） 粳米（二合） 葱白（数茎） 豉（半合） 蜀椒（去目，闭口者。炒出汗，三十粒） 生姜（二钱半，细切）

上六味拌匀，入羊肚内烂煮熟，五味调和，空心食之。

# 葛粉羹

治中风，心脾风热，言语謇涩，精神昏愦①，手足不遂。

葛根②（半斤，捣，取粉四两） 荆芥穗③（一两） 豉（三合）

| 葛根 | 荆芥穗 | 豉 |
|---|---|---|

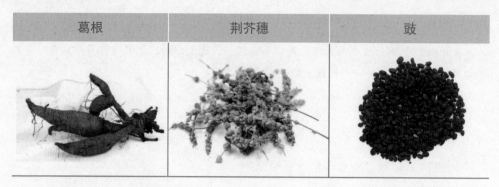

上三味，先以水煮荆芥、豉，六七沸，去滓，取汁，次将葛粉作索面，于汁中煮熟，空腹食之。

## 【注释】

①愦（kuì）：原作"愦"，诸本同，据《太平圣惠方·食治中风》改。昏乱，糊涂。《说文解字》："愦，乱也。从心，贵声。"

②葛根：为豆科植物野葛或甘葛藤的干燥根。有解肌退热，生津，透疹，升阳止泻的功效。用于外感发热头痛，项背强痛，口渴，消渴，麻疹不透，热痢，泄泻，高血压，颈项强痛。

③荆芥穗：为唇形科植物荆芥的干燥花穗。有解表散风，透疹，消疮的功效。用于感冒，头痛，麻疹，风疹，疮疡初起。

# 荆芥粥

治中风，言语謇涩，精神昏愦，口面㖞①斜。

| 薄荷 |
|---|

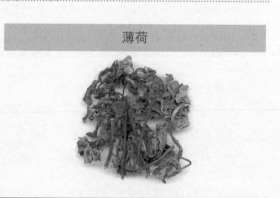

荆芥穗（一两） 薄荷②叶（一两） 豉（三合） 白粟米（三合）

上件，以水四升，煮取三升，去滓，下米煮粥，空腹食之。

## 【注释】

①㖞（wāi）：嘴歪。

②薄荷：为唇形科薄荷属植物薄荷的干燥地上部分。有宣散风热，清头目，透疹的功效。用于风热感冒，风温初起，头痛，目赤，喉痹，口疮，风疹，麻疹，胸胁胀闷。

# 麻子粥

治中风，五脏风热，语言謇涩，手足不遂，大肠滞涩。

冬麻子[①]（二两，炒，去皮，研）　白粟米（三合）　薄荷叶（一两）　荆芥穗（一两）

上件，水三升，煮薄荷、荆芥，去滓，取汁，入麻子仁同煮粥，空腹食之。

## 【注释】

①冬麻子：即中药火麻仁。为桑科植物大麻的干燥成熟果实。有润肠通便的功效。用于血虚津亏，肠燥便秘。

# 恶实菜（即牛蒡子，又名鼠粘子）

治中风，燥热，口干，手足不遂及皮肤热疮。

恶实菜叶[①]（肥嫩者）　酥油

上件，以汤煮恶实叶三五升，取出，以新水淘过，布绞取汁，入五味，酥点食之。

## 【注释】

①恶实菜叶：为菊科植物牛蒡的茎叶。

# 乌驴皮汤

治中风，手足不遂，骨节烦疼，心燥，口眼面目㖞斜。

乌驴皮（一张，挦洗净）

上件，蒸熟，细切如条，于豉汁中，入五味，调和匀，煮过，空心食之。

# 羊头脍

治中风，头眩，羸瘦，手足无力。

白羊头（一枚，洗净）

上件，蒸令烂熟，细切，以五味汁调和脍，空腹食之。

# 野猪臛

治久痔①野鸡病②，下血不止，肛
门肿满。

野猪肉（二斤，细切）

上件，煮令烂熟，入五味，空心食之。

【注释】

①痔：病名。是一种位于肛门部位的
常见疾病。

②野鸡病：痔的别称。

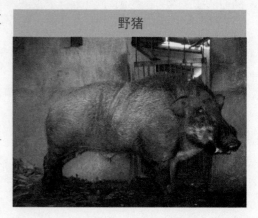

野猪

# 獭肝羹

治久痔下血不止。

獭肝①（一副）

上件，煮熟，入五味，空腹食之。

【注释】

①獭肝：为鼬科动物水獭的肝脏。有养阴，除热，宁嗽，止血的功效。用于虚劳，
骨蒸潮热，盗汗，咳嗽，气喘、咯血，夜盲，痔疮下血。

# 鲫鱼羹

治久痔肠风①，大便常有血。

大鲫鱼（一头，新鲜者，洗净，切作片）
小椒（二钱，为末）　草果（一钱，为末）

上件，用葱三茎，煮熟，入五味，空腹
食之。

草果

【注释】

①肠风：便血的一种，指因外感得之，血清而色鲜，多在粪前，自大肠气分而来
的便血。

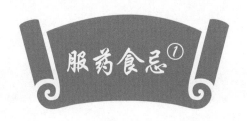

# 服药食忌[1]

但服药不可多食生芜荽及蒜，杂生菜、诸滑物、肥猪肉、犬肉、油腻物，鱼脍腥膻等物。及忌见丧尸、产妇、淹[2]秽之事。又不可食陈臭之物。

有术[3]勿食桃、李、雀肉、胡荽、蒜、青鱼[4]等物。有黎芦[5]勿食猩[6]肉。有巴豆[7]勿食芦笋[8]及野猪肉。有黄连、桔梗[9]，勿食猪肉。有地黄勿食芜荑[10]。有半夏[11]、菖蒲，勿食饴糖及羊肉。有细辛[12]勿食生菜。有甘草勿食菘菜[13]、海藻[14]。有牡丹[15]勿食生胡荽。有商陆[16]勿食犬肉。有常山[17]勿食生葱、生菜。有空青[18]、朱砂，勿食血（凡服药通忌食血）。有茯苓勿食醋。有鳖甲勿食苋菜。有天门冬勿食鲤鱼。

凡久服药通忌：未[19]不服药，又忌满日[20]。正、五、九月忌巳日[21]。二、六、十月忌寅日。三、七、十一月忌亥日。四、八、十二月忌申日。

## 【注释】

①服药食忌：服药期间对某些食物的禁忌，简称食忌，俗称忌口。

②淹：腐败。一云同腌，肮脏之义。

③术：这里指苍术、白术。

④青鱼：为鲤科动物青鱼的肉。

⑤黎芦：中药名。为百合科植物藜芦、牯岭藜芦、毛穗藜芦、兴安藜芦及毛叶藜芦的根及根茎。《本草经疏》："藜芦，《本经》主蛊毒、咳逆及《别录》疗哕逆、喉痹不通者，皆取其宣壅导滞之力。苦为涌剂，故能使邪气痰热，胸膈部分之病，悉皆吐出也。"

⑥猩：《千金要方·序例》作"狸"。

⑦巴豆：为大戟科植物巴豆的种子。有化痰，行水，杀虫，祛风湿，泻寒积，祛风消肿的功效。用于冷积凝滞，胸腹胀满急痛，血瘕，痰癖，泻痢，水肿；外用治喉风，喉痹，恶疮疥癣。

⑧芦笋：为禾本科植物芦苇的嫩苗。用于热病口渴，淋病，小便不利。宁原《食鉴本草》："忌巴豆。"

⑨桔梗：为桔梗科植物桔梗的干燥根。《药对》："忌猪肉。得牡蛎、远志疗恚怒；得硝石、

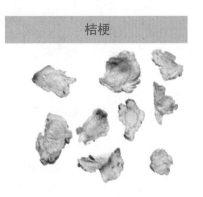

桔梗

石膏疗伤寒。"

⑩芜荑：为榆科植物大果榆果实的加工品。有消积杀虫的功效。用于小儿疳积，蛔虫病，蛲虫病。

⑪半夏：为天南星科植物半夏的干燥块茎。有燥湿化痰，降逆止呕，消痞散结的功效。用于痰多咳喘，痰饮眩悸，风痰眩晕，痰厥头痛，呕吐反胃，胸脘痞闷，梅核气；生用外治痈肿痰核。《本草经集注》："射干为之使。恶皂荚。畏雄黄、生姜、干姜、秦皮、龟甲。反乌头。"《药性论》："忌羊血、海藻、饴糖。柴胡为之使。"

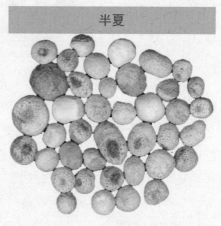
半夏

⑫细辛：为马兜铃科植物北细、汉城细辛或华细辛的干燥全草。有祛风散寒，通窍止痛，温肺化饮的功效。用于风寒感冒，头痛，牙痛，鼻塞鼻渊，风湿痹痛，痰饮喘咳。《药性论》："忌生菜。"

⑬菘菜：即白菜。为十字花科植物青菜的幼株。《本草纲目》："气虚胃冷人多食，恶心吐沫。"

⑭海藻：为马尾藻科植物海蒿子或羊栖菜的干燥藻体。有软坚散结，消痰，利水的功效。用于瘿瘤，瘰疬、睾丸肿痛，痰饮水肿。《本草经集注》："反甘草。"

⑮牡丹：即牡丹皮。为毛茛科植物牡丹的干燥根皮。有清热凉血，活血化瘀的功效。用于温毒发斑，吐血衄血，夜热早凉，无汗骨蒸，经闭痛经，痈肿疮毒，跌扑伤痛。《本草经集注》："畏菟丝子。"《古今录验方》："忌胡荽。"《唐本草》："畏贝母、大黄。"《日华子本草》："忌蒜。"

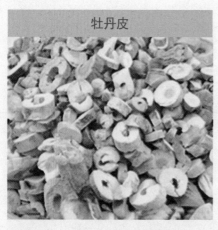
牡丹皮

⑯商陆：为商陆科植物商陆的根。有逐水消肿，通利二便，解毒散结的功效。用于水肿胀满，二便不通；外治痈肿疮毒。《本草经集注》："有当陆勿食犬肉。"

⑰常山：为虎耳草科植物常山的干燥根。有截疟，除痰的功效。用于疟疾，瘰疬。《本草经集注》："畏玉札。"《药性论》："忌葱。"《本草蒙筌》："忌鸡肉。"

⑱空青：为碳酸盐类矿物蓝铜矿的矿石，呈球形或中空者。有明目，去翳，利窍的功效。用于青盲，雀目，翳膜内障，赤眼肿痛，中风口㖞，手臂不仁，头风，耳聋。《药性论》："畏菟丝子。"

⑲未：指农历中按天干地支计日时，地支为未的那一天。

⑳满日：指农历中月圆的日子。

㉑巳日：指农历中按天干地支计日时，地支为巳的那一天。其后的寅日、亥日、申日与此相同。

译文

只要是在服药期间，不可多吃生芫荽、大蒜，各种生菜、各种使肠道滑利的食物、狗肉、油腻的食品，鱼脍、腥膻等食物。忌讳见丧事、产妇、各种肮脏的事物。另外不可食腐败变质的食物。

在服用的药中有白术、苍术的不要吃桃、李子、麻雀肉、芫荽、大蒜、青鱼等物品。在服用的药中有黎芦的不要吃狸肉。在服用的药中有巴豆的不要吃芦笋及野猪肉。

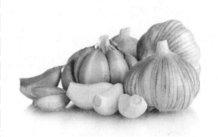
大蒜

在服用的药中有黄连、桔梗的，不要吃猪肉。在服用的药中有地黄的不要吃芜荑。在服用的药中有半夏、菖蒲的，不要吃饴糖及羊肉。在服用的药中有细辛的不要吃生菜。在服用的药中有甘草的不要吃白菜、海藻。在服用的药中有牡丹皮的不要吃生芫荽。在服用的药中有商陆的不要吃狗肉。在服用的药中有常山的不要吃生葱、生菜。在服用的药中有空青、朱砂的，不要吃用动物血液制成的食品（无论服用什么样的药物，全都忌讳吃动物血液制成的食品）。在服用的药中有茯苓的不要吃醋。在服用的药中有鳖甲的不要吃苋菜。在服用的药中有天门冬不要吃鲤鱼。

凡是长期服药的通常要忌讳：在未日、满日不服药。在一、五、九月忌讳巳日。二、六、十月忌讳寅日。三、七、十一月忌讳亥日。四、八、十二月忌讳申日。

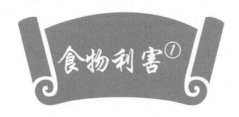
食物利害①

盖食物有利害者，可知而避之。

面有饐②气，不可食。生料色臭，不可食。浆老而饭馊③，不可食。煮肉不变色，不可食。诸肉非宰杀者，勿食。诸肉臭败者，不可食。诸脑，不可食。凡祭肉自动者，不可食。猪羊疫死者，不可食。曝肉不干者，不可食。马肝、牛肝，皆不可食。兔合眼，不可食。烧肉，不可用桑柴火。獐、鹿、麋，四月至七月勿食。二月内，勿食兔肉。诸肉脯，忌米中贮之，有毒。鱼馁④者，不可食。羊肝有孔者，不可食。诸鸟自闭口者，勿食。蟹八月后可食，余月勿食。虾不可多食，无须及腹下丹，煮之白者，皆不可食。腊月脯腊之属，或经雨漏所渍、虫鼠啮残者，勿食。海味糟藏之属，或经湿热变损，日月过久者，勿食。六月、七月，勿食雁。鲤鱼头，不可食，毒在脑中。诸肝青者，不可食。五月勿食鹿，伤神。九月勿食犬肉，伤神。十月勿食熊肉，伤神。不时者，不可食。诸果核未成者，不可食。诸果落地者，不可食。诸果虫伤者，不可食。桃杏双仁者，不可食。莲子不去心，食之成霍乱。甜瓜双蒂者，不可食。诸瓜沉水者，不可食。蘑菇勿多食，发病。榆仁不可多食，令人瞑。菜着霜者，不可食。樱桃勿多食，令人发风。葱不可多食，令人虚。芫荽勿多食，令人多忘。竹笋勿多食，发病。木耳色赤者，不可食。三月勿食蒜，昏人目。二月勿食蓼，发病。九月勿食着霜瓜。四月勿食胡荽，生狐臭⑤。十月勿食椒，伤人心。五月勿食韭，昏人五脏。

## 【注释】

①食物利害：指食物之害，包括食物不洁、有毒、腐败变质等，都在禁食之列。

②魭（yǎn）：变质的。

③溲：用同"馊"。

④馁（něi）：鱼腐烂变质。《论语·乡党》："鱼馁而肉败，不食。"

⑤狐臭：又称为腋臭、臭汗症等，这是人体腋窝等处发出的一种特殊臭味，是一种大汗腺分泌过多的皮肤病。此病虽不影响躯体健康，但由于给人以一种不愉快的气味，使患者在精神上受到巨大压力，在社会适应上也造成很大障碍。

译文

所有的食物总是有利有害的，了解食物的这种利害关系，就可以避免因为对食物的无知而带来的伤害。

食物的表面变质有异味的，不能吃。没有加工过的生原料表面颜色变化的，不能吃。汤放置的时间过长、饭菜变馊的，不能吃。煮的肉不变色，不能吃。不是经宰杀的牲畜肉，不要吃。各种已经腐败变质的肉，不能吃。各种动物的脑子，不能吃。各种祭祀用的肉凡是自己动起来的，不能吃。患传染病死亡的猪、羊肉，

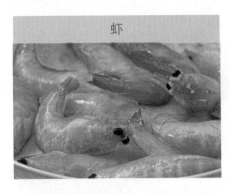

虾

不能吃。没有晒干的肉，不能吃。马肝、牛肝，都不能吃。合上眼睛的兔子，不能吃。烧肉时，不能用桑柴火作为燃料。四月至七月不要吃獐、鹿、麋。二月，不要吃兔肉。各种肉脯，不可与米一起储藏，有毒。已经腐烂变质的鱼，不能吃。羊肝上有孔的，不能吃。各种自己闭上嘴的鸟肉，不要吃。螃蟹类，八月后可以吃，其他月份不要吃。

虾不可多吃，凡是没有长须、腹部的颜色是红的，煮熟后颜色是白色的，都不能吃。腊月里的各种腊肉、肉脯，如果被雨水、屋漏水等淋湿或浸渍，或者被虫子、老鼠咬过的，不要吃。各种海产品及用糟制法储藏的食品，凡是经过湿热变质的，或者储藏时间太长的，不要吃。六月、七月，不要吃食雁肉。鲤鱼头，不能吃，毒素在鲤鱼的脑中。各种颜色发青的肝脏，不能吃。五月不要吃鹿肉，否则损伤人的精神。九月不要吃狗肉，否则损伤人的精神。十月不要吃熊肉，否则损伤人的精神。各种食物，凡是不按生长规律成熟的，不能吃。各种果实的果核没有长成的，不能吃。各种果实落地的，不能吃。各种果实，凡是被虫子咬啮的，不能吃。桃杏生双仁的，不能吃。莲子如果不去心，吃后会生霍乱病。甜瓜有两个蒂的，不能吃。各种瓜放在水里会沉的，不能吃。蘑菇不要多吃，否则容易生病。榆仁不可多吃，否则会使人睁眼睛费力。蔬菜着霜的，不能吃。樱桃不要多吃，否则会使人发风。葱不可多吃，否则使人身体变虚。芫荽不要多吃，否则使人健忘。竹笋不要多吃，否则会引发疾病。木耳颜色红的，不能吃。三月不要吃蒜，会使人眼睛昏花。二月不要吃食蓼，否则会引发疾病。九月不要吃被霜打的瓜。四月不要吃芫荽，否则会使人生狐臭病。十月不要吃椒，否则会伤害人的心脏。五月不要吃韭菜，否则会使人的五脏功能紊乱。

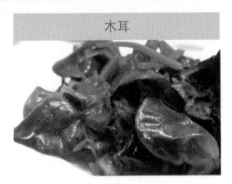

木耳

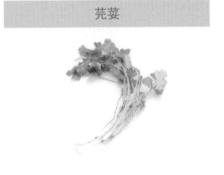

芫荽

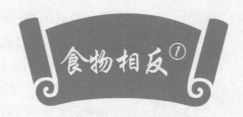

食物相反①

盖食不欲杂，杂则或有所犯，知者分而避之。

马肉不可与仓米同食。马肉不可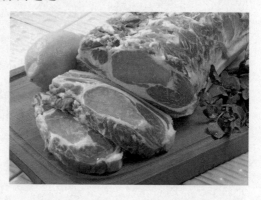与苍耳②、姜同食。猪肉不可与牛肉同食。羊肝不可与椒同食，伤心。兔肉不可与姜同食，成霍乱。羊肝不可与猪肉同食。牛肉不可与栗子同食。羊肚不可与小豆③、梅子同食，伤人。羊肉不可与鱼脍、酪同食。猪肉不可与芫荽同食，烂人肠。马奶子不可与鱼脍同食，生癥瘕④。鹿肉不可与鲍鱼⑤同食。麋鹿不可与虾同食。麋肉脂不可与梅、李同食。牛肝不可与鲇鱼同食，生风。牛肠不可与犬肉同食。鸡肉不可与鱼汁同食，生癥瘕。鹌鹑肉不可与猪肉同食，面生黑。鹌鹑肉不可与菌子同食，发痔。野鸡不可与荞面⑥同食，生虫。野鸡不可与胡桃、蘑菇同食。野鸡卵不可与葱同食，生虫。雀肉不可与李同食。鸡子不可与鳖肉同食。鸡子不可与生葱、蒜同食，损气。鸡肉不可与兔肉同食，令人泄泻。野鸡不可与鲫鱼同食。鸭肉不可与鳖肉同食。野鸡不可与猪肝同食。鲤鱼不可与犬肉同食。野鸡不可与鲇鱼同食，食之令人生癫疾。鲫鱼不可与糖同食。鲫鱼不可与猪肉同食。黄鱼⑦不可与荞面同食。虾不可与猪肉同食，损精。虾不可与糖同食。虾不可与鸡肉同食。大豆黄不可与猪肉同食。黍米不可与葵菜同食，发病。小豆不可与鲤鱼同食。杨梅不可与生葱同食。柿⑧、梨不可与蟹同食。李子不可与鸡子同食。枣不可与蜜同食。李子、菱角⑨不可与蜜同食。葵菜不可与糖同食。生葱不可与蜜同食。莴苣⑩不可与酪同食。竹笋不可与糖同食。蓼不可与鱼脍同食。苋菜⑪不可与鳖肉同食。韭不可与酒同食。苦苣⑫不可与蜜同食。薤不可与牛肉同食，生癥瘕。芥末不可与兔肉同食，生疮。

【注释】

①食物相反：即食物相克。主要谈论饮食不要过于庞杂，否则会使食物之间相克相畏，

不利于人体的健康。

②苍耳：为菊科植物苍耳的茎叶。有祛风散热，解毒杀虫的功效。用于头风，头晕，湿痹拘挛，目赤、目翳，风癞，疗肿，热毒疮疡，皮肤瘙痒。《千金·食治》："不可共猪肉食。"《唐本草》："忌米泔。"

③小豆：即赤小豆。《食性本草》："久食瘦人。"《随息居饮食谱》："蛇咬者百日内忌之。"

④癥瘕：妇科癥瘕为腹中结块的病。坚硬不移，痛有定处为"癥"；聚散无常，痛无定处为"瘕"。多因脏腑失调、气血阻滞、瘀血内结引起，气聚为"瘕"，血瘀为"癥"。

⑤鮠（wéi）鱼：也称"江团""白吉"。为鮠科动物长吻鮠的肉。有补中益气，开胃，行水的功效。用于主脾胃虚弱，不思饮食，水气浮肿，小便不利。《本草图经》："能动痼疾。不可与野雉、野猪肉合食，令人患癞。"《饮食须知》："同鹿肉食，杀人。赤目赤须者忌食。"

⑥荞面：为蓼科荞麦属植物荞麦种仁磨成的面。有开胃宽肠，下气消积的功效。用于绞肠痧，肠胃积滞，慢性泄泻，噤口痢疾，赤游丹毒，痈疽发背，瘰疬，汤火灼伤。《千金·食治》："荞麦食之难消，动大热风。"《品汇摘要》："不可与平胃散及矾同食。"

⑦黄鱼：为鲟科动物鳇鱼的肉。《本草纲目》："服荆芥药，不可食。"

⑧柿：为柿树科植物柿的果实。有润肺生津，降压止血的功效。用于肺燥咳嗽，咽喉干痛，胃肠出血，高血压病。《本草图经》："凡食柿不可与蟹同，令人腹痛大泻。"

⑨菱角：为菱科植物菱的果肉。生食：清暑解热，除烦止渴；熟食：益气，健脾。《本经逢原》："患疟、痢人勿食。"

⑩莴苣：为菊科莴苣属植物莴苣的茎和叶。

⑪苋菜：苋科苋属植物苋的茎叶。

⑫苦苣：为菊科植物兔仔菜的全草。《千金·食治》："不可共同蜜食之。"《嘉祐本草》："不可同血食（一本作蜜），食作痔疾。"

译文

　　饮食不要过于庞杂，因为食物之间会有相克相畏的可能，所以应该了解食物之间相克相畏的关系，避免不利于人体的健康。

　　马肉不可与在仓库中储藏过久的米一起吃。马肉不可与苍耳、姜一起吃。猪肉不可与牛肉一起吃。羊肝不可与椒一起吃，否则会对人的心脏有损害。兔肉不可与姜一起吃，否则会使人患霍乱病。羊肝不可与猪肉一起吃。牛肉不可与栗子一起吃。羊肚不可与赤小豆、梅子一起吃，否则会对人造成伤害。羊肉不可与鱼脍、酪一起吃。猪肉不可与芫荽一起吃，否则会对人的肠道造成伤害。马奶子不可与鱼脍一起吃，否则会使人患癥瘕病。鹿肉不可与鮠鱼一起吃。麋鹿不可与虾一起吃。麋肉脂不可与杨梅、李子一起吃。牛肝不可与鲇鱼一起吃，否则会使人生风。牛肠不可与狗肉一起吃。鸡肉不可与鱼汁一起吃，否则会使人患癥瘕病。鹌鹑肉不可与猪肉一起吃，否则会使人脸生黑色的斑痕。鹌鹑肉不可与食用菌一起吃，否则会使人生痔疮。野鸡不可与荞面一起吃，否则会使人患寄生虫。

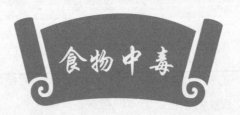

野鸡不可与核桃、蘑菇一起吃。野鸡的蛋不可与葱一起吃，否则会使人患寄生虫。麻雀肉不可与李子一起吃。鸡蛋不可与鳖肉一起吃。鸡蛋不可与生葱、蒜一起吃，否则会损伤人体的元气。鸡肉不可与兔肉一起吃，否则会使人腹泻。野鸡不可与鲫鱼一起吃。鸭肉不可与鳖肉一起吃。野鸡不可与猪肝一起吃。鲤鱼不可与狗肉一起吃。野鸡不可与鲇鱼一起吃，食后会令人患癞病。鲫鱼不可与糖一起吃。鲫鱼不可与猪肉一起吃。黄鱼不可与荞面一起吃。虾不可与猪肉一起吃，否则会损伤人的精气。虾不可与糖一起吃。虾不可与鸡肉一起吃。大豆黄不可与猪肉一起吃。黍米不可与葵菜一起吃，否则会使人生病。小豆不可与鲤鱼一起吃。杨梅不可与生葱一起吃。柿子、梨不可与螃蟹一起吃。李子不可与鸡蛋一起吃。枣不可与蜂蜜一起吃。李子、菱角不可与蜂蜜一起吃。葵菜不可与糖一起吃。生葱不可与蜂蜜一起吃。莴苣不可与奶酪一起吃。竹笋不可与糖一起吃。蓼不可与鱼脍一起吃。苋菜不可与鳖肉一起吃。韭菜不可与酒一起吃。苦苣不可与蜂蜜一起吃。薤不可与牛肉一起吃，否则会使人患癥瘕病。芥末不可与兔肉一起吃，否则会使人生疮。

## 食物中毒

　　诸物品类，有根性本毒者，有无毒而食物成毒者，有杂合相畏、相恶、相反成毒者，人不戒慎而食之，致伤腑脏和乳肠胃之气，或轻或重，各随其毒而为害，随毒而解之。

　　如饮食后不知记何物毒，心烦满闷者，急煎苦参①汁饮，令吐出。或煮犀角②汁饮之，或苦酒、好酒煮饮，皆良。

食菜物中毒，取鸡粪③烧灰，水调服之。或甘草汁，或煮葛根汁饮之。胡粉④水调服亦可。

食瓜过多，腹胀，食盐即消。食蘑菇、菌子毒，地浆⑤解之。食菱角过多，腹胀满闷，可暖酒和姜饮之即消。食野山芋⑥毒，土浆⑦解之。食瓠中毒，煮黍穰汁饮之即解。

食诸杂肉毒及马肝漏脯中毒者，烧猪骨灰调服，或芜荑汁饮之，或生韭汁亦可。食牛、羊肉中毒，煎甘草汁饮之。食马肉中毒，嚼杏仁即消，或芦根汁及好酒皆可。食犬肉不消成胀，口干，杏仁去皮、尖，水煎饮之。

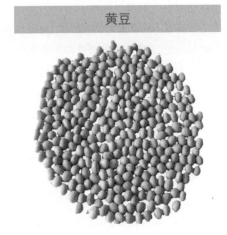

黄豆

食鱼脍过多成虫瘕⑧，大黄⑨汁、陈皮末，同盐汤服之。食蟹中毒，饮紫苏汁，或冬瓜⑩汁，或生藕汁解之。干蒜汁、芦根汁亦可。食鱼中毒，陈皮汁、芦根⑪及大黄、大豆、朴硝⑫汁皆可。

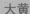

大黄

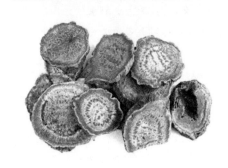

食鸭子中毒，煮秫米汁解之。食鸡子中毒，可饮醇酒，醋解之。

饮酒大醉不解，大豆汁、葛花、椹子⑬、柑子皮汁皆可。

食牛肉中毒，猪脂炼油一两，每服一匙头，温水调下即解。食猪肉中毒，饮大黄汁，或杏仁汁、朴硝汁，皆可解。

## 【注释】

①苦参：为豆科植物苦参的干燥根。有清热燥湿，杀虫，利尿的功效。用于热痢，便血，黄疸尿闭，赤白带下，阴肿阴痒，湿疹，湿疮，皮肤瘙痒，疥癣麻风；外治滴虫性阴道炎。

②犀角：为犀科动物印度犀、爪哇犀、苏门犀等的角。犀牛的所有物种列入《濒危野生动植物种国际贸易公约》的附录一或二。犀牛角制作的药材和雕刻品的贸易被完全禁止。

③鸡粪：即中药鸡屎白，别名鸡矢、鸡子粪等。为雉科动物家鸡粪便上的白色部分。有利水，泄热，祛风，解毒的功效。用于鼓胀积聚，黄疸，淋病，风痹，破伤中风，筋脉挛急。

④胡粉：即中药铅粉，别名粉锡、解锡、水粉、铅华、官粉、宫粉等。为用铅加工制成的碱式碳酸铅。有消积，杀虫，解毒，生肌的功效。用于疳积，下痢，虫积腹痛，瘕瘕，疟疾，疥癣，痈疽，溃疡，口疮，丹毒，烫伤。

⑤地浆：别名土浆、地浆水。为新掘黄土加水搅混或煎煮后澄取的清液。有清热，解毒，和中的功效。用于中暑烦渴，伤食吐泻，脘腹胀痛，痢疾，食物中毒。

⑥野山芋：即中药野芋，别名老芋、野芋芳、野芋头、红芋荷、野芋荷等。为天南星科芋属植物野芋的块茎。该物种为中国植物图谱数据库收录的有毒植物，其毒性为全株有毒，块茎毒性较大。有解毒，消肿止痛的功效。用于痈疖肿毒，急性颈淋巴结炎，指头疔，创伤出血，虫蛇咬伤。

⑦土浆：即地浆水。《本草经集注》："治诸菌毒。"《本草纲目》："解一切鱼肉果菜药物诸菌毒。"

⑧虫瘕：病症名。以虫积肠道，腹部结块，阻碍气机，聚散不定为主要表现的虫病。《灵枢·厥病》："肠中有虫瘕及蛟蛕，皆不可取以小针。"

⑨大黄：用大黄驱虫的方法很有食用价值。临床报道：用大黄粉蜜合剂（生大黄粉15克，炒至微黄的米粉9克，蜂蜜60克，加适量温开水调匀），每小时服1次，每次约1汤匙，全剂分12次服完；至排出蛔虫为止。经治6例均排出蛔虫，症状解除而愈。排虫最多者达60余条。排虫后均无持续腹泻现象。

⑩冬瓜：为葫芦科冬瓜的果实。《随息居饮食谱》："清热，养胃生津，涤秽治烦，消痈行水，治胀满，泻痢霍乱，解鱼、酒等毒。"

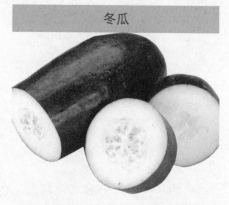

冬瓜

⑪芦根：为单子叶植物禾本科芦苇的根茎。别名芦茅根、苇根、芦头、芦柴根。有清热泻火，生津止渴，除烦，止呕，利尿的功效。用于热病烦渴，肺热燥咳，内热消渴，疮痈肿毒。《本草蒙筌》："解酒毒、鱼蟹中毒。"

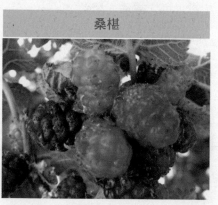

桑椹

⑫朴硝：为硫酸盐类矿物芒硝经加工精制而成的结晶体。有泻热，润燥，软坚的功效。用于实热积滞，腹胀便秘，停痰积聚，口赤障翳，丹毒，痈肿。

⑬椹子：桑椹，别名桑实、乌椹、文武实等。为桑科植物桑的果穗。有补肝，益肾，息风，滋液的功效。用于肝肾阴亏，消渴，便秘，目暗，耳鸣，瘰疬，关节不利。《本草纲目》："捣汁饮，解酒中毒，酿酒服，利水气，消肿。"

各种物品，有的本身就是具有毒性的，有的本身就并不具有毒性但是做成食物后反而具有了毒性。把物品杂合在一起后就会使彼此间因为相畏、相恶、相反而具有了毒性。如果人们不加戒备而吃了这些食物，就会使腑脏受到伤害，使肠胃功能紊乱。人们受到伤害的程度或轻或重，与生成物的毒性大小以及与这种毒性是否已被解除有很大关系。

如果饮食后不记得吃了哪种有毒的物质，感觉到心烦、腹部胀满、胸中发闷，应该马上煎苦参汁喝下，将吃下的食物吐出来；也可以煮犀角汁喝下；也可以用醋或好酒煎煮后喝下；这些都是解毒的好方法。

如果吃蔬菜类中了毒，可以取鸡屎白烧成灰，用水冲服；也可以用甘草汁，或煮葛根汁喝下；也可以取适量的胡粉用水冲服。

如果吃瓜过多，腹胀，可以吃些食盐，马上就可以消除腹胀。如果吃蘑菇、食用菌中了毒，可以喝地浆水解毒。如果吃菱角过多，腹胀、胸口发闷，可以喝些热酒兑些生姜饮，就可以消解上述症状。如果吃野山芋中了毒，可以喝地浆水解毒。如果吃瓠子中了毒，可以煮黍秸秆汁服下，立即就可以解毒了。

如果吃各种肉中了毒，以及吃了马肝、被屋漏水浸渍过的肉脯中了毒，可以将猪骨烧成灰用水冲服，或者服芫荽汁，或者服生韭汁也可以。如果吃了牛肉、羊肉中了毒，可以煎甘草汁服下。如果吃马肉中了毒，可以嚼些生杏仁毒就消解了，或者服些芦根

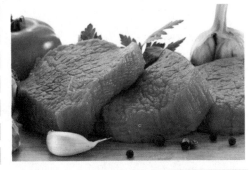

汁、好酒都可以。如果吃了狗肉不消化引起腹胀，口干舌燥，取适量的生杏仁去掉皮、尖，用水煎服。

如果吃鱼脍过多，以至腹中寄生虫过多而成虫瘕，可以用大黄汁、陈皮末与盐煮水一同服下。如果吃螃蟹中了毒，可以喝些紫苏汁，或者冬瓜汁，或者生藕汁解毒，用干蒜汁、芦根汁也可以。如果吃鱼中了毒，陈皮汁、芦根及大黄、大豆、朴硝汁都可以。

如果吃鸭蛋中了毒，可以煮些秫米汁服解毒。如果吃鸡蛋中了毒，可喝些醇酒、醋就可以解毒了。

如果饮酒大醉不能消解，喝些大豆汁、葛花汁、桑椹汁、柑子皮汁都可以。

如果吃牛肉中了毒，可以用猪脂肪一两炼成猪油，每次取一汤匙，加适量温水冲服，就可以解毒了。如果吃猪肉中了毒，喝些大黄汁，或者杏仁汁、朴硝汁，都可以解毒。

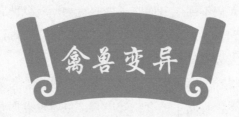

# 禽兽变异

禽兽形类，依本体生者，犹分其性质有毒无毒者，况异像变生，岂无毒乎。倘不慎口，致生疾病，是不察矣。

兽岐尾，马蹄无夜目，羊心有孔，肝有青黑，鹿豹文，羊肝有孔，黑鸡白首，白马青蹄，羊独角，白羊黑头，黑羊白头，白鸟黄首，羊六角，白马黑头，鸡有四距[1]，曝肉不燥[2]，马生角，牛肝叶孤，蟹有独螯[3]，鱼有眼睫，虾无须，肉入水动，肉经宿暖[4]，鱼无肠、胆、腮，肉落地不沾土，鱼目开合及腹下丹。

## 【注释】

①鸡有四距：一般雄鸡每腿只生一距，共有两距。鸡有四距，是变异，其肉有毒，不可吃。距，雄鸡的后爪。《说文解字》："距，鸡距也。"

②曝肉不燥：指曝肉不干，水分过大，极易受到微生物的污染腐败，生成有毒物质，误吃这种肉就有可能中毒。

③螯（áo）：螃蟹等节肢动物的第一对脚。足端两歧，开合如钳，可取食并作防卫之用。

| 螃蟹 | 鱼 |
|---|---|

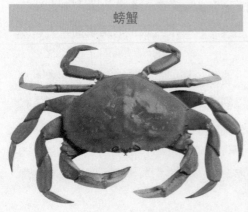

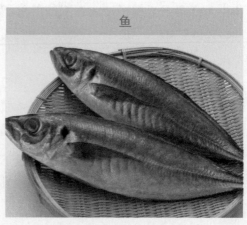

④肉经宿暖：肉在温暖的地方放置一晚，经微生物或其他生物污染后，极易产生有毒物质。

译文

　　兽类及禽类的形态，符合其种属固有特征的还可以区分有毒和无毒，何况那些形态已经发生了变异的禽与兽，又怎么会没有毒呢？如果不慎吃了这些变异的禽与兽的肉，以至于因此发生疾病，这是因为对变异所产生的毒害没有加以明察啊。

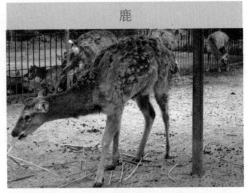
鹿

　　尾巴分叉的各种兽类，马的马蹄没有长夜目，羊心有孔洞，肝脏有青黑色，鹿身上长有像豹子一样的花纹，羊肝有孔洞，浑身长满黑色羽毛的唯有头是白色的鸡，浑身长满白色的毛唯有四蹄是青色的马，只长一只角的羊，浑身长满白色的毛唯有头是黑色的羊，浑身长满黑色的毛唯有头是白色的羊，浑身长满白色的毛唯有头是黄色的鸟，长六只角的羊，浑身长满白色的毛唯有头是黑色的马，腿上生有四距的鸡，未曾晒干的肉脯，头上长角的马，牛肝没有分叶孤独一块的，螃蟹只有一只螯，鱼生有眼睫毛，虾没有长须，肉放在水里会动，在温暖的地方放置一晚的肉，鱼没有长肠、胆、腮，肉落在地上不沾土，鱼眼开合自如及腹部下面是丹红色的。

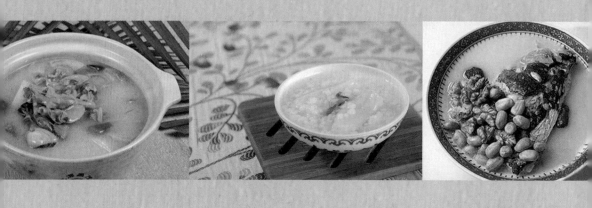

图解
饮正

解膳
要

卷第三

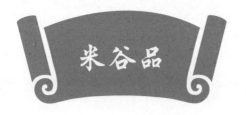

# 米谷品

## 稻米

味甘苦，平，无毒。主温中，令人多热，大便坚，不可多食。即糯米①也。（苏门②者为上，酿酒者多用。）

### 【注释】

①糯米：又名江米、元米。为禾本科植物稻（糯稻）的种仁。有补中益气的功效。用于消渴溲多，自汗，便泄。

②苏门：即印度尼西亚的苏门答腊岛。此处代指印度尼西亚。

## 粳米

味甘苦，平，无毒。主益气，止烦，止泄，和胃气，长肌肉。即今有数种。（香粳米，匾子米、雪里白，香子米。）香味尤胜。诸粳米捣碎，取其圆净者，为圆米，亦作渴米。

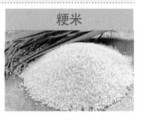

粳米

## 粟米①

味咸，微寒，无毒。主养肾气，去脾胃中热，益气。陈者良②，治胃中热，消渴，利小便，止痢。《唐本草》③注云：粟类多种，颗粒细如粱米，捣细，取匀净者为浙米④。

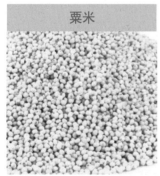

粟米

### 【注释】

①粟米：别名白粱粟、粢米、粟谷、小米、硬粟、籼粟、谷子等。为禾本科植物粟的种仁。

②陈者良：指粟米储存时间长达三五年的陈粟米的功效更好。

③《唐本草》：亦称《唐新修本草》《新修本草》，唐·苏

敬等23人奉敕撰于显庆四年（公元659年）。计有正文20卷，目录1卷；《药图》25卷，目录1卷；《图经》7卷。正文实际载药850种。《新修本草》是中国第一部由政府颁布的药典，也是世界上最早的药典。

④浙米：浙应为"折"，即取几成好米的意思，所以又称"折米"。

# 青粱米①

味甘，微寒，无毒。主胃痹②，中热③，消渴，止泄痢，益气补中，轻身延年。

【注释】

①青粱米：为禾本科植物粱或粟品种之一的种仁。
②胃痹：病名。即胸痹，是一种临床以喘息咳嗽、胸背痛、短气为主症的病证。
③中热：病理名词。指心胸中热。

# 白粱米①

味甘，微寒，无毒。主除热，益气。

【注释】

①白粱米：别称白米。为植物白粱的种仁。

# 黄粱米①

味甘，平，无毒。主益气和中，止泄。《唐本草》注云："穗大毛长，谷米俱粗于白粱。"

【注释】

①黄粱米：别称竹根米、竹根黄、黄米。为禾本科植物粱或粟品种之一的种仁。

# 黍米①

味甘，平，无毒。主益气补中，多热，令人烦。

久食昏人五脏，令人好睡，肺病宜食。

**【注释】**

①黍米：别称稷米、粢米、穄米、糜子米。为禾本科植物黍的种子。

# 丹黍米①

味苦，微温，无毒。主咳逆，霍乱，止烦渴，除热。

**【注释】**

①丹黍米：黍米中的一种。《名医别录》："丹黍米，主咳逆，霍乱，止泻，除烦，止烦渴。"

# 稷米①

味甘，无毒。主益气，补不足。关西②谓之糜子米，亦谓穄米。古者取其香可爱，故以供祭祀。

**【注释】**

①稷米：别称粢米、糜子米。为禾本科植物黍的种子之不黏者。

②关西：汉唐时的某一区域的统称，"关"指的是函谷关（或潼关），关西就是指函谷关以西的地方。

# 河西米

味甘，无毒。补中益气。颗粒硬于诸米。出本地。

# 绿豆①

味甘寒，无毒。主丹毒②，风疹③，烦热，和五脏，行经脉。

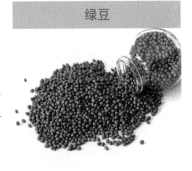

绿豆

**【注释】**

①绿豆：别名青小豆、菉豆、植豆。为豆科植物绿豆的种子。

②丹毒：是以患部突然皮肤鲜红成片、色如涂丹、灼热肿胀、迅速蔓延为主要表现的急性感染性疾病。《诸病源候论·丹毒病诸候》云："丹者，人身忽然焮赤，如丹涂之状，故谓之丹。或发于足，或发腹上，如手掌大，皆风热恶毒所为。重者，亦有疽之类，不急治，则痛不可堪，久乃坏烂。"本病发无定处，生于胸腹腰胯部者，称内发丹毒；发于头面部者，称抱头火丹；发于小腿足部者，称流火；新生儿多生于臀部，称赤游丹。

③风疹：又称风痧，是儿童常见的一种呼吸道传染病。一般通过咳嗽、谈话或喷嚏等传播。

# 白豆①

味甘，平，无毒。调中，暖肠胃，助经脉。肾病宜食。

## 【注释】

①白豆：也叫眉豆，又名饭豇豆、米豆、饭豆、甘豆等。为豆科植物饭豇豆的种子。

# 大豆①

味甘，平，无毒。杀鬼气②，止痛，逐水③，除胃中热，下瘀血，解诸药毒。作豆腐即寒而动气。

黄豆

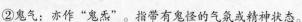

## 【注释】

①大豆：是黄豆、青豆、黑豆的统称。为豆科植物大豆的干燥成熟种子。全国各地均产。《本草纲目》："大豆，有黑、白、黄、褐、青、斑数色。黑者可入药及充食作豉，黄者可作腐、榨油、造酱，余但可作腐及炒食而已。"

②鬼气：亦作"鬼炁"。指带有鬼怪的气氛或精神状态。

③逐水：一般指峻下逐水。运用具有峻烈泻水作用的药物组方，以攻逐水饮的治法。属下法。

# 赤小豆

味甘酸，平，无毒。主下水①，排脓血，去热肿，止泻痢，通小便。解小麦毒②。

**【注释】**

①下水：即水肿。病症名。又名水、水气或水病。指体内水湿停留，面目、四肢、胸腹甚至全身浮肿的一种疾患。

②解小麦毒：古人认为小麦性寒，磨成面后则性温有毒。如元代《饮食须知》："小麦味甘，麦性凉、面性热、麸性冷、曲性温。北麦日开花，无毒。南麦夜开花，有微毒。面性壅热，小动风气，发丹石毒。多食长宿癖，加客气。勿同粟米、枇杷食。凡食面伤，以菜菔（"萝卜"古称）、汉椒消之。"

# 回回豆子

味甘，无毒。主消渴。勿与盐煮食之。出在回回地面，苗似豆，今田野中处处有之。

# 青小豆

味甘寒，无毒。主热中，消渴。止下痢，去腹胀。产妇无乳汁，烂煮三五升食之，即乳多。

# 豌豆①

味甘，平，无毒。调顺荣卫，和中益气。

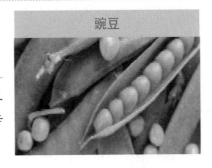

豌豆

**【注释】**

①豌豆：别名䇹豆、寒豆、毕豆、雪豆。为豆科植物豌豆的种子。有和中下气，利小便，解疮毒的功效。用于霍乱转筋，脚气，痈肿。

# 扁豆①

味甘，微温。主和中。叶主霍乱吐下不止。

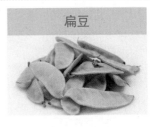

扁豆

**【注释】**

①扁豆：为豆科植物扁豆的白色种子。有健脾和中，消

暑化湿的功效。用于暑湿吐泻，脾虚呕逆，食少久泄，水停消渴，赤白带下，小儿疳积。

# 小麦①

味甘，微寒，无毒。主除热，止烦躁，消渴，咽干，利小便，养肝气，止痛，唾血。

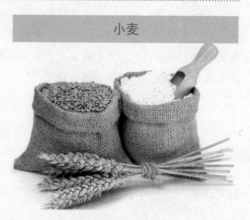

小麦

【注释】

①小麦：为禾本科植物小麦的种子或其面粉。有养心，益肾，除热，止渴的功效。用于脏躁，烦热，消渴，泄利，痈肿，外伤出血，烫伤。

# 大麦①

味咸，温、微寒，无毒。主消渴，除热，益气，调中，令人多热，为五谷长。《药性论》云：能消化宿食，破冷气。

【注释】

①大麦：为禾本科植物大麦的果实。有和胃，宽肠，利水的功效。用于食滞泄泻，小便淋痛，水肿，烫伤。

# 荞麦①

味甘，平寒，无毒。实肠胃，益气力。久食动风气，令人头眩。和猪肉食之，患热风，脱人须眉。

【注释】

①荞麦：为蓼科植物荞麦的种子。有开胃宽肠，下气消积的功效。用于绞肠痧，肠胃积滞，慢性泄泻，噤口痢疾，赤游丹毒，痈疽发背，瘰疬，汤火灼伤。

# 白芝麻①

味甘、大寒，无毒。治虚劳，滑肠胃，行风气，通血脉，去头风②，润肌肤。

食后生啖一合。与乳母食之，令子不生病。

**【注释】**

①白芝麻：为胡麻科胡麻属植物脂麻的种子。白芝麻具有含油量高、色泽洁白、籽粒饱满、种皮薄、口感好、后味香醇等优良品质。《本草纲目》："胡麻取油，以白者为胜，服食以黑者为良。"

②去头风：这里指除去头上的浮皮屑。

# 胡麻①

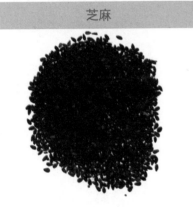

芝麻

味甘，微寒。除一切痼疾，久服长肌肉，健人。油，利大便，治胞衣不下②。《修真秘旨》云神仙服胡麻法：久服面光泽，不饥，三年水火不能害，行及奔马。

**【注释】**

①胡麻：即芝麻。

②胞衣不下：胎儿娩出后，经过半小时胎盘不能自然娩出者，称为"胞衣不下"，亦称"息胞"。

# 饧①

味甘，微温，无毒。补虚乏，止渴，去血，健脾，治嗽。小儿误吞钱，取一斤，渐渐尽食之即出。

**【注释】**

①饧（táng）：即饴糖。为米、大麦、小麦、粟或玉蜀黍等粮食经发酵糖化制成的糖类食品。饴糖有软、硬之分，软者为黄褐色浓稠液体，黏性很大；硬者系软饴糖经搅拌，混入空气后凝固而成，为多孔之黄白色糖饼。味甘，药用以秋饴糖为佳。

# 蜜①

味甘，平、微温，无毒。主心腹邪气，诸惊痫，补五脏不足，益中气②，止痛，解毒，明耳目，和百药，除众病。

## 【注释】

①蜜：即蜂蜜。为蜜蜂科昆虫中华蜜蜂或意大利蜂所酿的蜜。春至秋季采收，滤过。有补中，润燥，止痛，解毒的功效。用于脘腹虚痛，肺燥干咳，肠燥便秘；外治疮疡不敛，水火烫伤。

②中气：生理学名词。其意有三：一泛指中焦脾胃之气和脾胃等脏腑对饮食的消化运输、升清降浊等生理功能；二指脾气；三指中见之气，属运气术语。在本条应指一和二。

# 曲①

味甘，大暖。疗脏腑中风气，调中益气，开胃消食，补虚去冷。陈久者良。

## 【注释】

①曲：即神曲，又称六神曲。为辣蓼、青蒿、杏仁等药加入面粉或麸皮混合后，经发酵而成的曲剂。有健脾和胃，消食调中的功效。用于饮食停滞，胸痞腹胀，呕吐泻痢，产后瘀血腹痛，小儿腹大坚积。

# 醋①

味酸，温，无毒。消痈肿、散水气，杀邪毒，破血运，除癥块，坚积。醋有数种：酒醋、桃醋、麦醋、葡萄醋、枣醋、米醋为上，入药用。

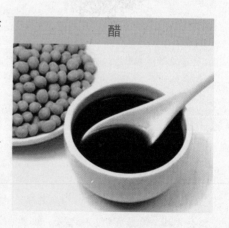

醋

## 【注释】

①醋：别名苦酒、酰、淳酢、米醋。为用高粱、米、大麦、小米、玉米或低度白酒为原料酿制而成的含有乙酸的液体。亦有用食用冰醋酸加水和着色料配成，不加着色料即成白醋。

# 酱①

味咸、酸，冷，无毒。除热止烦，杀百药、热汤火毒，杀一切鱼、肉、菜蔬毒，豆酱主治胜面酱。陈久者尤良。

**【注释】**

①酱：为用大豆、蚕豆、面粉等做原料，经蒸罨发酵，并加入盐水制成的糊状食品。有除热，解毒的功效。用于蛇虫蜂螫毒，烫火伤。

# 豉①

味苦，寒，无毒。主伤寒，头痛，烦躁，满闷。

**【注释】**

①豉：即淡豆豉，又称香豉、淡豉、大豆豉。为豆科植物大豆的成熟种子的发酵加工品。有解表，除烦，宣发郁热的功效。用于感冒，寒热头痛，烦躁胸闷，虚烦不眠。

# 盐①

味咸，温，无毒。主杀鬼蛊邪疰毒②，伤寒，吐胸中痰癖，止心腹卒痛。多食伤肺，令人咳嗽，失颜色。

**【注释】**

①盐：即食盐。别名盐、咸醝。为海水或盐井、盐池、盐泉中的盐水经煎晒而成的结晶。有涌吐，清火，凉血，解毒的功效。用于食停上脘，心腹胀痛，胸中痰癖，二便不通，齿龈出血，喉痛，牙痛，目翳，疮疡，毒虫螫伤。

②鬼蛊邪疰毒：泛指有传染性的、病程长的、病症古怪的一类传染病。

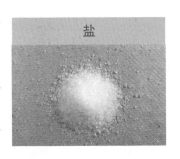

盐

# 酒①

味苦甘辣，大热，有毒。主行药势，杀百邪②，通血脉，厚肠胃，润皮肤，消忧愁，多饮损寿伤神，易人本性③。酒有数般，唯酝酿以随其性。

**【注释】**

①酒：为米、麦、黍、高粱等和曲酿成的一种饮料。因原料、酿造、加工、贮藏等条件之不同，酒的名色极多，其成分亦差异甚大。在制法上，酒可分为蒸馏酒（如高粱酒、烧酒）与非蒸馏酒（如绍兴酒、葡萄酒）两大类，凡酒类都含乙醇。蒸馏酒除乙醇的含

量高于非蒸馏酒外，尚含高级醇类、脂肪酸类、酯类、醛类等；又含少量挥发酸和不挥发酸；糖类常不存在，或只存少量。

②杀百邪：杀灭各种致病菌。

③易人本性：摄入较多酒精对记忆力、注意力、判断力及情绪反应都有严重伤害。

# 虎骨酒①

以酥炙虎骨捣碎，酿酒。治骨节疼痛，风痓②冷痹痛。

## 【注释】

①虎骨酒：用虎骨和其他中草药加上白酒一同泡制的一种药用酒。

②风痓（zhù）：病名。九痓之一。《诸病源候论·风痓候》："风痓之状，皮肤游易往来，痛无常处是也。由体虚受风邪，邪气客于荣卫，随气行游，故谓风注。"治用烫熨、针石、导引等法，或服白术散等方。痓有"灌注"和"久住"之义，多指具有传染性和病程长的慢性病。

# 枸杞酒①

以甘州②枸杞依法酿酒。补虚弱，长肌肉，益精气，去冷风，壮阳道。

## 【注释】

①枸杞酒：用枸杞为主要原料酿制而成的酒。

②甘州：即今天的甘肃省张掖市。西汉武帝建张掖郡，后北凉沮渠蒙逊建都于此，至西魏废帝三年改为甘州，因城内甘泉遍地，泉水清洌甘甜而得名，甘州之称自此开始。隋唐在甘州设立交市、西夏在甘州发迹崛起。元世祖忽必烈设甘肃行中书省省会，"甘肃省"首字"甘"即源于此。

# 地黄酒①

以地黄绞汁酿酒。治虚弱，壮筋骨，通血脉，治腹内痛。

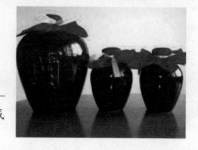

## 【注释】

①地黄酒：用新鲜的地黄绞出汁液同曲、米等制成的药酒。

# 松节酒①

仙方以五月五日采松节，锉碎，煮水酿酒。治冷风虚②，骨弱，脚不能履地。

## 【注释】

①松节酒：用松节煮成汁液，和曲、米一同按照一定方法酿制成的酒。

②冷风虚：因风寒湿邪所侵而身虚体弱。

# 茯苓酒①

仙方，依法茯苓酿酒。治虚劳，壮筋骨，延年益寿。

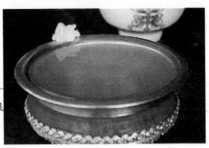

## 【注释】

①茯苓酒：用茯苓为主要原料与曲、米一同酿制而成的酒。

# 松根酒①

以松树下撅坑置瓮，取松根津液酿酒。治风，壮筋骨。

## 【注释】

①松根酒：用松根为主要原料与曲、米一同酿制而成的酒。

# 羊羔酒①

依法作酒，大补益人。

## 【注释】

①羊羔酒：明代冯时化《酒史》载"羊羔酒出汾州孝义县"。《本草纲目》中记载两种酿制法："宣和化成殿真方，用米一石，如常浸浆。嫩肥羊肉七斤，曲十四两，杏仁一斤，同煮烂，连汁拌米。如木香一两同酿。一法，羊肉五斤煮烂酒浸一宿，入消梨十个，同捣取汁和曲米酿酒饮之。"

# 五加皮酒<sup>①</sup>

五加皮浸酒，或依法酿酒。治骨弱不能行走，久服壮筋骨，延年不老。

【注释】

①五加皮酒：用五加皮为主要原料制作而成的药酒。

# 腽肭脐酒<sup>①</sup>

治肾虚弱，壮腰膝，大补益人。

【注释】

①腽肭脐酒：即用海狗肾为主要原料制作而成的药酒。海狗肾是腽肭兽脐眼内液腺分泌的一种物质，性大热，对肾阳虚引起之阳痿、宫冷不孕尤为适宜。

# 小黄米酒<sup>①</sup>

性热，不宜多饮，昏人五脏，烦热多睡。

【注释】

①小黄米酒：用小黄米为主要原料与曲一同酿制而成的酒。

# 葡萄酒<sup>①</sup>

益气调中，耐饥强志。酒有数等，有西番者，有哈剌火<sup>②</sup>者，有平阳<sup>③</sup>太原<sup>④</sup>者，其味都不及哈剌火者。田地酒最佳。

【注释】

①葡萄酒：用葡萄为主要原料与曲一同酿制而成的酒。

②哈剌火：维吾尔语，地名。即今新疆吐鲁番，以特产无核白葡萄而著名。

③平阳：府、路名。治所在临汾（今山西省临汾市）。

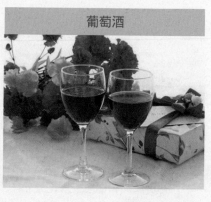

葡萄酒

④太原：府、路名。唐开元十一年（723年）改并州为太原府。元时改为路，元成宗大德九年（1305年）改为冀宁路。

# 阿剌吉酒①

味甘辣，大热，有大毒。主消冷坚积，去寒气。用好酒蒸熬，取露成阿剌吉。

【注释】

①阿剌吉酒：即蒸馏白酒，又称火酒、烧酒。《本草纲目·谷四·烧酒》释名："火酒，阿剌吉酒。"

# 速儿麻酒①

又名拨糟②。味微甘辣。主益气，止渴。多饮令人膨胀、生痰。

【注释】

①速儿麻酒：元时维吾尔族的一种饮料。
②拨糟：意不明，待考。

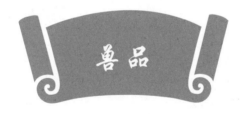

兽品

# 牛

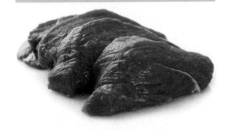

牛肉

牛肉　味甘，平，无毒。主消渴，止泄，安中益气，补脾胃。

牛髓　补中，填精髓。

牛酥①　凉，益心肺，止渴、嗽，润毛发，除肺痿，心热吐血。

牛酪②　味甘酸，寒，无毒。主热毒③，止消渴，除胸中虚热，身面热疮。

牛乳腐④　微寒，润五脏，利大小便，益十二经脉，微动气。

## 【注释】

①牛酥：指从牛奶中提炼出来的酥油。《本草纲目·兽一·牛》[集解]引孟诜曰："水牛酥与羊酥同功，其羊酥胜牛酥。"

②牛酪：用牛乳做成的半凝固的食品。《本草纲目·兽一·牛》："入药以牛酪为主。"

③热毒：病名。又名温毒，指感受温毒病邪所引起的具有肿毒特征的一类温病。临床以高热、头面或咽喉肿痛、出血性斑疹为特征。

④牛乳腐：又名乳腐、乳饼。为牛乳的加工制成品。《本草纲目》："乳腐，诸乳皆可造之，惟以牛乳者为胜。"《耀仙神隐书》："造乳饼法，以牛乳一斗，绢滤入釜，煎五沸水解之，用醋点入，如豆腐法，渐结成，漉出，以帛裹之，用石压成，入盐瓮底收之。又造乳团法：用酪五升，煎滚，入冷浆水半升，必自成块，未成，更入浆一盏，至成，以帛包搦如乳饼样收之。"

# 羊

羊肉　味甘，大热，无毒。主暖中，头风，大风①，汗出，虚劳，寒冷，补中益气。

羊头　凉，治骨蒸，脑热，头眩，瘦病。

羊心　主治忧恚膈气②。

羊肝　性冷，疗肝气虚热，目赤暗。

羊血　主治女人中风、血虚③，产后血晕④，闷欲绝者，生饮一升。

羊五脏　补人五脏。

羊肾　补肾虚，益精髓。

羊骨　热，治虚劳，寒中⑤，羸瘦。

羊髓　味甘，温。主治男女伤中，阴气不足，利血脉，益经气。

羊脑　不可多食。

羊酪⑥　治消渴，补虚乏。

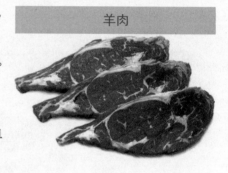

羊肉

## 【注释】

①大风：即疠风。慢性传染性皮肤病之一。《素问·风论》："疠者，有荣气热胕，其气不清，故使其鼻柱坏而色败，皮肤溃疡。"又名冥病、癞病、大风恶疾、疠疡、大麻风、麻风、风癞、血风。由体虚感受暴疠风毒，邪滞肌肤而发；或接触传染，内侵血脉而成。

②忧恚（huì）膈气：指因心有愁愤恨而产生的胸膈气阻之逆、闭塞不通的病症。

③血虚：指血液亏虚，脏腑、经络、形体失养，以面色淡白或萎黄，唇舌爪甲色淡，头晕眼花，心悸多梦，手足发麻，妇女月经量少、色淡、后期或经闭，脉细等为常见证候。

④产后血晕：产妇分娩后突然头晕眼花，不能起坐，或心胸满闷，恶心呕吐，或痰涌气急，甚则神昏口噤，不省人事。是产后危急重症之一，若救治不及时，往往危及产妇生命，或因气血虚衰而变生他疾。

⑤寒中：是阳气素虚、风邪外袭、邪从寒化之证，以汗出、恶风、流泪为主症。

⑥羊酪：用羊乳制成的奶酪。

## 黄羊①

味甘，温，无毒。补中益气，治劳伤虚寒②。其种类数等成群，至于千数。

白黄羊，生于野草内。

黑尾黄羊，生于沙漠中。能走善卧，行走不成群。其脑不可食，髓骨可食，能补益人。煮汤无味。

### 【注释】

①黄羊：为牛科动物黄羊。栖于草原和半荒漠地区。好群栖，常数十成群，有随季节而迁移的现象。奔跑迅速。分布于内蒙古、甘肃、吉林、河北等地。

②虚寒：指正气虚而兼有内寒的症候。

## 山羊①

味甘，平，无毒。补益人，生山谷中。

### 【注释】

①山羊：又名野羊、斑羚。为牛科动物青羊。栖息于较高的人迹罕至的山林中，多在阳坡活动。居洞或岩石下，以草、树枝叶等为食。

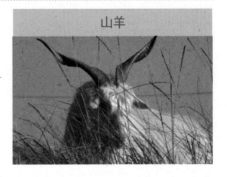
山羊

## 羱羝①

味甘，平，无毒。补五劳七伤，温中益气。其肉稍腥。

【注释】

①羝羖：黑色的公羊，泛指公羊。

# 马

马肉　味辛苦，冷，有小毒。主热[1]，下气，长筋骨，强腰膝，壮健轻身。

马头骨　作枕令人少睡。

马肝　不可食。

马蹄　白者治妇人漏下[2]，白崩[3]；赤者治妇人赤崩[4]。

白马茎[5]　味咸甘，无毒。主伤中，脉绝[6]，强志，益气，长肌肉，令人有子，能壮盛阴气。

马心　主喜忘。

马肉内有生黑墨汁者，有毒，不可食。白马多有之。

马乳[7]　性冷，味甘。止渴，治热。有三等（一名升坚，一名晃禾儿，一名窗兀[8]），以升坚为上。

【注释】

①主热：《新修本草·兽部》马肉条作"主除热"。

②漏下：病症名。出自《金匮要略·妇人妊娠病篇》。《诸病源候论》卷三十八："漏下者，由劳伤血气，冲任之脉虚损故也。冲脉任脉为十二经脉之海，皆起于胞内，而手太阳小肠之经也，手少阴心之经也，此二经主上为乳水，下为月水。妇人经脉调适，则月下以时；若劳伤者，以冲任之气虚损，不能制其脉经，故血非时而下，淋沥不断，谓之漏下也。"

③白崩：病症名。妇女阴道内不时有白色如米泔样或透明样黏液流出，量多如崩状不止者称白崩。《脉经》卷九："白崩者形如涕，赤崩者形如绛津……。"

④赤崩：病症名。指妇女不在经期而突然阴道大量出血，或持续出血，淋沥不断的病症。

⑤白马茎：为马科动物马的雄性外生殖器。

⑥脉绝：病症名。血脉枯涩败绝的疾患。《备急千金要方·心脏》："扁鹊云：脉绝不治三日死，何以知之？脉气空虚，则颜焦发落。脉应手少阴，手少阴气绝，则脉不通血先死矣。"

⑦马乳：为马科动物马的乳汁。

⑧一名升坚，一名晃禾儿，一名窗兀：意不明，待考。

# 野马肉①

味甘，平，有毒。壮筋骨。与家马肉颇相似，其肉落地不沾沙，然不宜多食。

【注释】

①野马肉：为马科动物野马的肉。

# 象

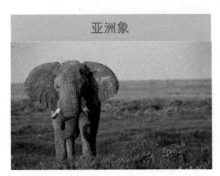

亚洲象

象肉①　味淡。不堪食，多食令人体重。胸前小横骨，令人能浮水。身有百兽肉，皆有分段，惟鼻是本肉。

象牙②　无毒。主诸铁及杂物入肉，刮取屑，细研和水敷疮上即出。

【注释】

①象肉：为象科动物亚洲象的肉。

②象牙：为象科动物亚洲象的牙齿，以牙屑入药。有清热镇惊，解毒生肌的功效。治痫病惊悸，骨蒸痰热，痈肿疮毒，痔漏。

# 驼

驼肉①　治诸风，下气，壮筋骨，润皮肤，疗一切顽麻风痹，肌肤紧急，恶疮肿毒。

驼脂②　在两峰内，有积聚者，酒服之良。

驼乳③（系爱剌④）　性温，味甘。补中益气，壮筋骨，令人不饥。

【注释】

①驼肉：为驼科动物双峰驼的肉。野驼数量极少，属世界性稀有珍贵动物，严禁猎杀。具有补气血，壮筋骨，润肌肤之功效。常用于久病虚损，顽麻风痹，肌肤不泽。

②驼脂：指骆驼背部驼峰内的脂肪。又称峰子油，可入药。《本草纲目·兽一·驼》："驼脂：即驼峰。脂在峰内，谓之峰子油。入药以野驼者为良。"

③驼乳：为骆驼科骆驼属动物双峰驼雌驼的乳汁。

④爱剌：即驼乳，又称"爱兰"。

# 野驼①

味甘，温平，无毒。治诸风，下气，壮筋骨，润皮肤。

驼峰　治虚劳风。有冷积者，用葡萄酒温调峰子油，服之良。好酒亦可。

## 【注释】

①野驼：栖息于荒漠的沙漠地带。耐寒暑饥渴，以灌丛和半灌丛的盐碱植物为食。常季节性迁徙。

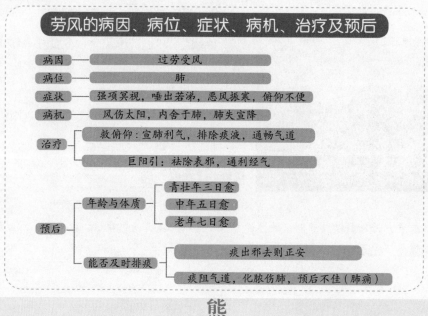

劳风的病因、病位、症状、病机、治疗及预后

病因 —— 过劳受风

病位 —— 肺

症状 —— 强项冥视，唾出若涕，恶风振寒，俯仰不便

病机 —— 风伤太阳，内舍于肺，肺失宣降

治疗 ┬ 救俯仰：宣肺利气，排除痰液，通畅气道
　　 └ 巨阳引：祛除表邪，通利经气

预后 ┬ 年龄与体质 ┬ 青壮年三日愈
　　 │　　　　　　├ 中年五日愈
　　 │　　　　　　└ 老年七日愈
　　 └ 能否及时排痰 ┬ 痰出邪去则正安
　　　　　　　　　　 └ 痰阻气道，化脓伤肺，预后不佳（肺痈）

# 熊

熊肉①　味甘，无毒。主风痹，筋骨不仁。若腹中有积聚，寒热羸瘦者，不可食之，终身不除。

熊白②　凉，无毒。治风补虚损，杀劳虫③。

熊掌④　食之可御风寒。此是八珍⑤之数，古人最重之。十月勿食之，损神。

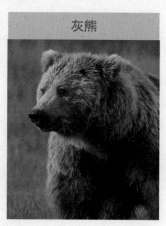

灰熊

## 【注释】

①熊肉：为熊科动物黑熊或棕熊的肉。

②熊白：又名熊脂、熊油。为熊科动物黑熊或棕熊的脂肪油。熊油色白微黄，略似猪油，寒冷时凝结成膏，热则化为液状。气微香。以纯净无滓、气香者为佳。

③劳虫：泛指人体内导致人生病的病菌。也专指结核病病菌。

④熊掌：即黑熊或棕熊的足掌。性味甘辛温，有补气养血，健脾养胃，祛风寒，续筋骨的功效。

⑤八珍：古代菜肴中的八种珍稀之品。其组成说法不一，如《周礼·天官》所载为淳熬、淳母、炮豚、炮牂、捣珍、渍、熬、肝膋。而《渊鉴类函》又有二说：一为龙肝、凤髓、豹胎、鲤尾、鸮炙、猩唇、熊掌、酥酪蝉；一为醍醐、麚沆、野驼蹄、鹿唇、驼乳麋、天鹅炙、紫云浆、玄玉浆。

# 驴

驴肉① 味甘，寒，无毒。治风狂忧愁不乐，安心气，解心烦。

头肉 治多年消渴，煮食之良。乌驴者，尤佳。

脂② 和乌梅作丸，治久疟。

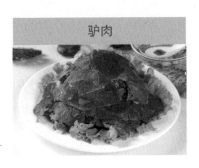

驴肉

【注释】

①驴肉：为马科动物驴的肉。

②脂：别名驴膏、驴油。为马科动物驴的脂肪。有润肺止咳，解毒消肿的功效。用于咳嗽，疟疾，耳聋，疮癣。

# 野驴①

性味同。比家驴鬃尾长，骨骼大。食之能治风眩②。

【注释】

①野驴：又名蒙古野驴、赛驴，大型有蹄类动物。

②风眩：病症名。因风邪、风痰所致的眩晕。多由血气亏损，风邪上乘所致。《圣济总录》卷十六："风头眩之状，头与目俱运是也。五脏六腑之精华，皆见于目，上注于头。风邪鼓于上，脑转而目系急，使真气不能上达，故虚则眩而心闷，甚则眩而倒仆也。"

# 麋

麋肉① 味甘，温，无毒。益气补中，治腰脚无力。不可与野鸡肉及虾、生菜、梅、李果实同食，令人病。

麋脂② 味辛，温，无毒。主痈肿恶疮，风痹，四肢拘缓。通血脉，润泽皮肤。

麋皮③ 作靴能除脚气。

## 【注释】

①麋肉：为鹿科动物麋鹿的肉。

②麋脂：别名官脂、麋膏。为鹿科动物麋鹿的脂肪。

③麋皮：为鹿科动物麋鹿的皮。

# 鹿

鹿肉① 味甘，温，无毒。补中，强五脏，益气。

鹿髓 甘，温。主男女伤中，绝脉，筋急，咳逆②，以酒服之。

鹿头 主消渴，夜梦见物。

鹿蹄 主脚膝疼痛。

鹿肾 主温中，补肾，安五脏，壮阳气。

鹿茸③ 味甘，微温，无毒。主漏下恶血，寒热惊痫，益气强志，补虚羸，壮筋骨。

鹿角④ 微咸，无毒。主恶疮痈肿，逐邪气，除小腹血急痛，腰脊痛及留血在阴中。

鹿肉

## 【注释】

①鹿肉：为鹿科动物梅花鹿或马鹿的肉。

②咳逆：证名。咳嗽而气上逆者。出《素问·六元正纪大论》。《诸病源候论·咳逆候》："咳逆者，是咳嗽而气逆上也。""咳病由肺虚感微寒所成，寒搏于气，气不得宣，胃逆聚肺，肺则胀满，气逆不下，故为咳逆。"证见咳嗽吐痰，或气喘喉中有水鸡声等。

鹿茸

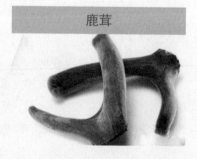

③鹿茸：为鹿科动物梅花鹿或马鹿的雄鹿未骨化密生茸毛的幼角。前者习称"花鹿茸"，后者习称"马鹿茸"。夏、秋二季锯取鹿茸，经加工后，阴干或烘干。

④鹿角：为鹿科动物马鹿或梅花鹿已骨化的角或锯茸后翌年春季脱落的角基，分别习称"马鹿角""梅花鹿角""鹿角脱盘"。多于春季拾取，除去泥沙，风干。

# 獐肉①

温。主补益五脏。《日华子》云：肉无毒。八月至腊月食之，胜羊肉；十二月以后至七月食之，动气。道家多食，言无禁忌也。

## 【注释】

①獐肉：为鹿科动物獐的肉。

# 犬

犬肉①　味咸，温，无毒。安五脏，补绝伤，益阳道，补血脉，厚肠胃，实下焦，填精髓。黄色犬肉尤佳。不与蒜同食，必顿损人。九月不宜食之，令人损神。

犬四脚蹄　煮饮之，下乳汁。

## 【注释】

①犬肉：为犬科动物狗的肉。

# 猪

猪肉　味苦，无毒。主闭血脉，弱筋骨，虚肥人。不可久食，动风。患金疮者，尤甚。

猪肚　主补中益气，止渴。

猪肾　冷。和理肾气，通利膀胱。

猪四蹄①　小寒。主伤挞诸败疮，下乳。

猪肉

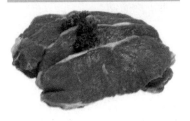

## 【注释】

①猪蹄：为猪科动物猪的蹄。有补血，通乳，托疮的功效。用于妇人乳少，痈疽，疮毒。

# 野猪肉①

味苦，无毒。主补肌肤，令人虚肥。雌者肉更美。冬月食橡子②，肉色赤，补人五脏，治肠风泻血，其肉味胜家猪。

【注释】

①野猪肉：为猪科动物野猪的肉。

②橡子：为壳斗科植物麻栎或辽东栎的果实。

## 江猪①

味甘，平，无毒。然不宜多食，动风气，令人体重。

【注释】

①江猪：即哺乳纲鲸目鼠海豚科的江豚。

## 獭

獭肉① 味咸，平，无毒。治水气②胀满。疗瘟疫病，诸热毒风，咳嗽劳损。不可与兔同食。

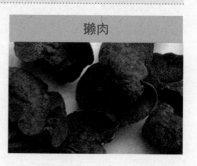

獭肉

獭肝 甘，有毒。治肠风下血及主疰病相染。

獭皮 饰领袖则尘垢不着。如风沙翳目，以袖拭之即出。又鱼刺鲠喉中不出者，取獭爪爬项下即出。

【注释】

①獭肉：鼬科动物水獭的肉。

②水气：指水肿。

## 虎

虎肉 味咸酸，平，无毒。主恶心欲呕，益气力。食之入山，虎见则畏，辟三十六种魅。

虎眼睛 主疟疾，辟恶①，止小儿热惊。

虎骨 主除邪恶气，杀鬼疰毒，止惊悸。主恶疮鼠瘘②，头骨尤良。

【注释】

①辟恶：祛除瘟病。

②鼠瘘：病名。即颈腋部淋巴结结核。

# 豹肉①

味酸，平，无毒。安五脏，补绝伤，壮筋骨，强志气。久食令人猛健忘，性粗疏，耐寒暑。正月勿食之，伤神。唐本注云：车驾卤簿用豹尾，取其威重为可贵也。

**【注释】**

①豹肉：为猫科动物豹的肉。

# 土豹①脑子

可治腰疼。

**【注释】**

①土豹：即猞猁，也称猞猁孙。

# 麕子①

味甘，平，无毒。补益人。

**【注释】**

①麕子：即狍子，哺乳纲鹿科，草食动物。

# 麂肉①

味甘，平，无毒。主五痔②，多食能动人痼疾。

**【注释】**

①麂肉：为鹿科动物小麂的肉。
②五痔：病名。肛门痔五种类型之合称。《备急千金要方》卷二十三："夫五痔者，一曰牡痔，二曰牝痔，三曰脉痔，四曰肠痔，五曰血痔。"

# 麋肉<sup>①</sup>

无毒，性温。似獐肉而腥，食之不畏蛇毒。

## 【注释】

①麋肉：为鹿科动物原麋等同属多种动物的肉。

# 狐肉<sup>①</sup>

温，有小毒。《日华子》云：性暖，补虚劳，治恶疮疥。

## 【注释】

①狐肉：为犬科动物狐的肉。

# 犀牛

犀牛肉　味甘，温，无毒。主诸兽蛇虫蛊毒<sup>①</sup>，辟瘴气<sup>②</sup>，食之入山不迷其路。

犀角　味苦咸，微寒，无毒。主百毒蛊痊，邪鬼瘴气，杀钩吻<sup>③</sup>、鸩羽<sup>④</sup>、蛇毒。疗伤寒、瘟疫<sup>⑤</sup>。犀有数等：山犀、通天犀、辟尘犀、水犀、镇帷犀。

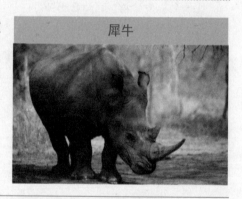

犀牛

## 【注释】

①蛊毒：一作蛊注。中医病名。因蛊虫侵食腑脏致病，并能流注传染他人。出《金匮要略·五脏风寒积聚病脉证并治》。

②瘴气：指南方山林中湿热蒸郁能致人疾病的有毒气体，多指热带原始森林里动植物腐烂后生成的毒气。

③钩吻：别名黄藤、胡蔓藤、毒极大茶叶、大茶药、猪人参、麻醉藤、断肠草、烂肠草等。为马钱子科植物胡蔓藤的全草。全株有大毒，根、茎、枝、叶含有钩吻碱甲、乙、丙、丁、寅、卯、戊、辰等8种生物碱。供药用，有消肿止痛、拔毒杀虫之效。

④鸩（zhèn）羽：鸩，一种中国传说中的毒鸟。形象为黑身赤目，身披紫绿色羽毛，喜以蛇为食。它的羽毛有剧毒，放入酒中能置人于死地。

⑤瘟疫：是由于一些强烈致病性物质，如细菌、病毒引起的传染病。一般是自然灾

害后，环境卫生不好引起的。

# 狼

狼肉① 味咸，性热，无毒。主补益五脏，厚肠胃，填精髓。腹有冷积者，宜食之。味胜狐、犬肉。

狼喉嗉皮 熟成皮条，勒头去头痛。

狼皮 熟作番皮，大暖。

狼尾 马胸堂前带之，辟邪，令马不惊。

狼牙 带之辟邪。

【注释】

①狼肉：为犬科动物狼的肉。

# 兔

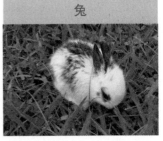

兔

兔肉① 味辛，平，无毒。补中益气。不宜多食，损阳事，绝血脉，令人痿黄。不可与姜、橘同食，令人患卒心痛。妊娠不可食，令子缺唇。二月不可食，伤神。

兔肝 主明目。

腊月兔头及皮毛 烧灰，酒调服之，治难产，胞衣不出，余血不下。

【注释】

①兔肉：为兔科兔属动物东北兔、华南兔、蒙古兔、高原兔及穴兔属动物家兔等的肉。

# 塔剌不花

塔剌不花①肉（一名土拨鼠） 味甘，无毒。主野鸡瘘疮，煮食之宜人。生山后草泽中。北人掘取以食，虽肥，煮则无油，汤无味。多食难克化，微动气②。

皮 作番皮，不湿透，甚暖。

头骨 去下颏肉，令齿全，治小儿无睡，悬之头边，即令得睡。

## 【注释】

①塔剌不花：是啮齿目中的一种，旱獭属，又名土属拨鼠草地獭，又叫哈拉、雪猪、曲娃（藏语）。

②动气：即因为不易消化而引起腹内咕咕作响。

# 獾肉①

味甘，平，无毒。治上气咳逆，水胀不差，作羹食良。

## 【注释】

①獾肉：为鼬科动物狗獾的肉。

# 野狸①

味甘，平，无毒。主治鼠瘘，恶疮，头骨尤良。

## 【注释】

①野狸：哺乳动物，形状与猫相似，毛皮可制衣物。亦称"狸子""狸猫""山猫""豹猫"。

# 黄鼠①

味甘，平，无毒。多食发疮。

## 【注释】

①黄鼠：为松鼠科动物黄鼠。别名达乌尔黄鼠、蒙古黄鼠、草原黄鼠、大眼贼、豆鼠子、禾鼠等。

# 猴肉①

味酸，无毒。主治诸风，劳疾。酿酒尤佳。

## 【注释】

①猴肉：根据中国的野生动物保护法，野生猴禁止捕食。

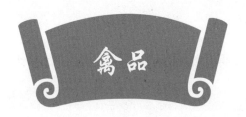

# 禽品

## 天鹅①

味甘，性热，无毒。主补中益气。鹅有三、四等，金头鹅为上，小金头鹅为次。有花鹅者，有一等鹅不能鸣者，飞则翎响，其肉微腥，皆不及金头鹅。

### 【注释】

①天鹅：指雁族的鸟类，属游禽。

## 鹅①

味甘，平，无毒。利五脏，主消渴。孟诜云：肉性冷，不可多食，亦发痼疾。《日华子》云：苍鹅②性冷有毒，食之发疮。白鹅无毒，解五脏热，止渴。脂③润皮肤，主治耳聋。

鹅蛋④补五脏，益气。有痼疾者，不宜多食。

鹅

### 【注释】

①鹅：雁行目鸭科家鹅，以血、胆、肉入药。
②苍鹅：鹅的一种，毛色青苍或间有黑褐色。
③脂：鹅脂。雁行目鸭科家鹅的脂肪。
④鹅蛋：雁行目鸭科家鹅生下的卵。

## 雁①

雁肉　味甘，平，无毒。主风挛拘急，偏枯，气不通利，益气，壮筋骨，补劳瘦。

雁骨灰　和米泔洗头，长发。

雁膏　治耳聋，亦能长发。

雁脂　补虚羸，令人肥白。六月、七月勿食雁，令人伤神。

①雁：为鸟纲鸭科雁亚科鸟类的通称。为大型游禽，但善于飞行。

# 鹚䳓①

鹚䳓肉　味甘，温，无毒。补中益气，食之甚有益人，炙食之味尤美。然有数等，白鹚䳓、黑头䳓、胡鹚䳓，其肉皆不同。

髓　味甘美，补精髓。

【注释】

①鹚䳓（cí lǎo）：大型鸟类，已灭绝。

# 水札①

味甘，平，无毒。补中益气。宜炙食之，甚美。

【注释】

①水札：水禽的一种。

# 鸡

丹雄鸡①　味甘，平，微温，无毒。主妇人崩中漏下赤白，补虚，温中，止血。

白雄鸡②　味酸，无毒。主下气，疗狂邪③，补中，安五脏，治消渴。

乌雄鸡④　味甘酸，无毒。主补中，止痛，除心腹恶气。虚弱者，宜食之。

乌雌鸡⑤　味甘，温，无毒。主风寒湿痹⑥，五缓六急，中恶⑦，腹痛及伤折骨疼，安胎血，疗乳难。

黄雌鸡⑧　味酸，平，无毒。主伤中，消渴，小便数，不禁，肠澼，泄痢，补五脏。先患骨热者，不可食。

鸡子⑨　益气，多食令人有声。主产后痢，与小儿食之止痢。《日华子》云：鸡子，镇心⑩，安五脏。其白⑪微寒，疗目赤热痛，除心下⑫伏热，止烦满、咳逆。

【注释】

①丹雄鸡：为雉科动物家鸡中羽毛带红色的公鸡。

②白雄鸡：为雉科动物家鸡中羽毛以白色为主的公鸡。

③狂邪：病症。指人神经不正常的一种病患表现。

④乌雄鸡：为雉科动物公乌骨鸡。

⑤乌雌鸡：为雉科动物雌乌骨鸡。

⑥风寒湿痹：病症名，为行（风）痹、痛（寒）痹、着（湿）痹的合称。因风寒湿三气杂至，致气血瘀滞，证见身重而痛，四肢拘挛，甚则走注疼痛，或手足麻木等。

⑦中恶：病名。又称客忤、卒忤。感受秽毒或不正之气，突然厥逆，不省人事。

⑧黄雌鸡：为雉科动物家鸡中羽毛以黄色为主的雌鸡。

⑨鸡子：鸡蛋的别称。

⑩镇心：定心、静心，可以理解为解除心中的烦闷。

⑪白：即鸡子白，又称鸡卵白、鸡子清。有润肺利咽，清热解毒的功效。用于咽痛，目赤，咳逆，疟疾，烧伤，热毒肿痛。

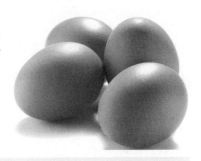

⑫心下：指膈下胃脘的部位。

# 野鸡

味甘酸，微寒，有小毒。主补中益气，止泄痢。久食令人瘦。九月至十一月食之，稍有益，他月即发五痔及诸疮，亦不可与胡桃及菌子、木耳同食。

# 山鸡①

味甘，温，有小毒。主五脏气喘不得息者，如食法服之。然久食能发五痔，与荞麦面同食生虫。今辽阳有食鸡，味甚肥美；有角鸡，味尤胜诸鸡肉。

## 【注释】

①山鸡：雉科动物原鸡。为家鸡的远祖，形似家鸡而较小，体长约60厘米。肉冠、肉垂以及裸出的脸和喉均赤红色。

# 鸭

鸭肉①　味甘，冷，无毒。补内虚，消毒热，利水道及治小儿热惊痫。

野鸭②　味甘，微寒，无毒。补中益气，消食，和胃气③，治水肿。绿头者为上，尖尾者为次。

## 【注释】

①鸭肉：为鸭科动物家鸭的肉。

②野鸭：又称绿头鸭、大麻鸭、水鸭、大麻鸭。为雁行目鸭科绿头鸭，以鸭掌、嘴壳、肉、毛入药。

③胃气：泛指胃肠为主的消化功能。对正常人来说，胃气充足是机体健康的体现。对病人而言，胃气则影响到康复能力。

# 鸳鸯①

味咸，平，有小毒。主治瘘疮。若夫妇不和者，作羹私与食之，即相爱。

## 【注释】

①鸳鸯：别名中国官鸭、乌仁哈钦、官鸭、匹鸟、邓木鸟。鸳指雄鸟，鸯指雌鸟，故鸳鸯属合成词。属雁形目的中型鸭类，大小介于绿头鸭和绿翅鸭之间。

# 鸂鶒①

味甘，平，无毒。治惊邪。

## 【注释】

①鸂鶒（xī chì）：水鸟名。形大于鸳鸯，而多紫色，好并游。俗称紫鸳鸯。

# 鹁鸽①

味咸，平，无毒。调精益气，解诸毒药。

## 【注释】

①鹁鸽（bó gē）：鸽形目鸠鸽科家鸽、原鸽或岩鸽的肉或全体。

# 鸠肉①

味甘，平，无毒。安五脏，益气明目，疗痈肿，排脓血。

**【注释】**

①鸠肉：为鸠鸽科动物山斑鸠等的肉。

# 鸨肉①

味甘，平，无毒。补益人。其肉粗味美。

**【注释】**

①鸨肉：为鸨科动物大鸨的肉。

# 寒鸦①

味酸咸，平，无毒。主瘦病，止咳嗽，骨蒸羸弱者。

**【注释】**

①寒鸦：为鸦科动物寒鸦的肉。

# 鹌鹑①

味甘，温平，无毒。益气，补五脏，实筋骨，耐寒暑，消结热，酥煎食之，令人肥下焦②。四月以前未可食。

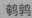

鹌鹑

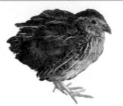

**【注释】**

①鹌鹑：为雉科动物鹌鹑的肉或全体。

②下焦：人体部位名，系三焦之一。三焦的下部，指下腹腔自胃下口至二阴部分。能分别清浊，渗入膀胱，排泄废料，其气主下行。《灵枢·营卫生会》："下焦者，别回肠，注于膀胱而渗入焉。故水谷者，常并居于胃中，成糟粕，而俱下于大肠而成下焦。渗而俱下。济泌别汁，循下焦而渗入膀胱焉。"

# 雀肉①

味甘，无毒，性热。壮阳道，令人有子。冬月者良。

【注释】

①雀肉：为文鸟科动物麻雀的肉或全体。

# 蒿雀①

味甘，温，无毒。食之益阳道，美于诸雀。

【注释】

①蒿雀：别名青头雀。为雀科动物灰头鹀的肉或全体。

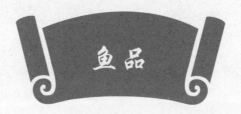

鱼品

## 鲤鱼①

味甘，寒，有毒②。主咳逆上气，黄疸，止渴，安胎。治水肿③，脚气。天行病④后不可食，有宿瘕者不可食。

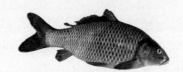

鲤鱼

【注释】

①鲤鱼：别名赤鲤鱼、鲤拐子、鲤子。为鲤科动物鲤鱼的肉或全体。

②有毒：鲤鱼的肉应为无毒。

③水肿：指因感受外邪，饮食失调，或劳倦过度等，使肺失宣降通调，脾失健运，肾失开合，膀胱气化失常，导致体内水液潴留，泛滥肌肤，以头面、眼睑、四肢、腹背，甚至全身浮肿为临床特征的一类病证。

④天行病：时疫。

## 鲫鱼①

味甘，温平，无毒。调中，益五脏。和莼菜②作羹食良，患肠风痔瘘下血宜食之。

【注释】

①鲫鱼：别名鲋、鲫瓜子。为鲤科动物鲫鱼的肉。

②莼菜：莼菜科莼菜的全草。有清热解毒，止呕的功效。用于高血压病，泻痢，胃痛，呕吐，反胃，痈疽疔肿，热疖。

# 鲂鱼<sup>①</sup>

甘，温平，无毒。补益与鲫鱼同功。若作脍食，助脾胃。不可与疳痢<sup>②</sup>人食。

【注释】

①鲂鱼：别名鳊鱼、平胸鳊、法罗鱼、乌鳊、花边、三角鳊。为鲤科动物三角鲂的肉。

②疳痢：病症名。此病继发于疳积，临床表现以腹泻为主。

# 白鱼<sup>①</sup>

味甘，平，无毒。开胃下食，去水气。久食发病。

【注释】

①白鱼：别名鲌鱼、鲏鱼、白扁鱼。为鲤科动物翘嘴红鲌的肉。

# 黄鱼<sup>①</sup>

味甘，有毒。发风动气，不可与荞面同食。

【注释】

①黄鱼：石首鱼科黄鱼属的一属黄鱼的统称。

# 青鱼<sup>①</sup>

味甘，平，无毒。南人作鲊<sup>②</sup>。不可与芫荽、面酱同食。

【注释】

①青鱼：别名鲭。为鲤科动物青鱼的肉。

②鲊（zhǎ）：用鱼肉与酒酿一同发酵制成的食品。《随息居饮食谱》："青鱼鲊，以盐糁酝酿而成，俗所谓糟鱼醉鲞是也。惟青鱼为最美，补胃醒脾，温营化食。但既经糟醉，皆能发疥动风，诸病人均忌。"

# 鲇鱼①

味甘，寒，有毒。勿多食，目赤、须赤者，不可食。

## 【注释】

①鲇鱼：别名鲶鱼、胡子鲢、鲶巴郎。为鲱形目鲇科鲇鱼的肉。

# 沙鱼①

味甘咸，无毒。主心气鬼痊②、蛊毒、吐血。

## 【注释】

①沙鱼：别名鲛鱼、瑰雷鱼、鳆鱼、溜鱼、鲛鲨。为皱唇鲨科动物白斑星鲨、虎鲨科狭纹虎鲨、角鲨科白斑角鲨、姥鲨科姥鲨或其他鲨鱼的肉。

②鬼痊（zhù）：即流窜无定随处可生的多发性深部脓疡。

# 鳝鱼①

味甘，平，无毒。主湿痹。天行病后，不可食。

## 【注释】

①鳝鱼：合鳃目合鳃科黄鳝的肉或全体。

# 鲍鱼①

味腥臭，无毒。主坠蹶②踠折瘀血，痹在四肢不散者，及治妇人崩血不止。

鲍鱼

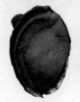

## 【注释】

①鲍鱼：又名鳆鱼。为鲍科动物杂色鲍、皱纹盘

鲍、耳鲍、羊城鲍的肉。

②蹶（jué）：折损。

# 河豘鱼①

味甘，温。主补虚，去湿气，治腰、脚、痔等疾。

**【注释】**

①河豘鱼：即河豚。为鲀科动物弓斑东方鲀、虫纹东方鲀、暗色东方鲀的肉。煮食外，亦可腌制成干。河豚内脏及血有剧毒。食用时须去净睾丸、卵、肝等内脏，并应将肉反复洗涤。

# 石首鱼①

味甘，无毒。开胃益气。干而味咸者，名为鲞②。

**【注释】**

①石首鱼：别称黄花鱼、大王鱼。为石首鱼科动物大黄鱼或小黄鱼的肉。

②鲞（hòu）：此处"鲞"应当为"鲞（xiǎng）"，鲞为剖开晾干的鱼。鲎系肢口纲剑尾目鲎科动物鲎，以尾状刺及其腹内鲎珠入药。洗净晒干。

# 阿八儿忽鱼①

味甘，平，无毒。利五脏，肥美人，多食难克化，脂黄肉粗，无鳞，骨只有脆骨。胞可作膘胶②，甚粘。膘与酒化服之，消破伤风③。其鱼大者有一二丈长，一名鲟鱼，又名鳣鱼。生辽阳东北海河中。

**【注释】**

①阿八儿忽鱼：即鳇鱼、黑龙江鳇、鲟鳇鱼。为鲟科鳇属软骨鱼类。

②膘胶：为石首鱼科动物大黄鱼、小黄鱼或鲟科动物中华鲟、鳇鱼等的鱼鳔。取得鱼鳔后，剖开，除去血管及黏膜，洗净，压扁，晒干；或洗净鲜用。溶化后，冷凝成的冻胶，称为"鳔胶"。

③破伤风：病名。指先有破伤、风毒之邪由创口侵入而引起惊风的一种疾病。病名首见于宋代《太平圣惠方》，云："身体强直，口噤不能开，四肢颤抖，骨体疼痛，面目喎斜，此皆损伤之处中于风邪，故名破伤风。"

# 乞里麻鱼①

味甘，平，无毒。利五脏，肥美人。脂黄肉稍粗。脆亦作膘。其鱼大者，有五六尺长，生辽阳东北海河中。

## 【注释】

①乞里麻鱼：为鲟科动物中华鲟的肉。中华鲟生命周期较长，最长寿命可达40龄，是活化石，有"水中大熊猫"之称。

# 鳖肉

味甘，平，无毒。下气，除骨节间劳热①结实壅塞。

## 【注释】

①骨节间劳热：即骨蒸劳热。"骨"表示深层的意思，"蒸"是熏蒸的意思，形容阴虚潮热的热气自里透发而出，故称为骨蒸。劳热指各种慢性消耗性疾病中出现的发热现象。

# 蟹①

味咸，有毒。主胸中邪热结痛，通胃气，调经脉。

## 【注释】

①蟹：为弓蟹科动物中华绒螯蟹和日本绒螯蟹的肉和内脏。

# 虾①

味甘，有毒。多食损人。无须者，不可食。

## 【注释】

①虾：为甲壳纲长臂虾科沼虾（青虾、河虾、大头虾）、秀丽白虾、中华小长臂虾、中国毛虾、日本毛虾等的全体或肉。

# 螺①

味甘，大寒，无毒。治肝气热，止渴，解酒毒。

【注释】

①螺：为田螺科动物方形环棱螺或其他同属动物的全体。

## 蛤蜊①

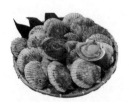

味甘，大寒，无毒。润五脏，止渴，平胃，解酒毒。

【注释】

①蛤蜊：为蛤蜊科动物四角蛤蜊或其他种蛤蜊的肉。

## 蚌①

冷，无毒。明目，止消渴，除烦，解热毒。

【注释】

①蚌：软体动物门瓣鳃纲蚌科圆蚌的肉。

## 鲈鱼①

平。补五脏，益筋骨，和肠胃，治水气，食之宜人。

【注释】

①鲈鱼：别名花鲈、鲈板、花寨、鲈子鱼。为鮨（yì）科动物鲈鱼的肉。

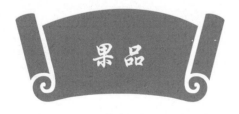

## 果品

## 桃

味辛甘，无毒。利肺气，止咳逆上气，消心下坚积，除卒暴击血，破癥瘕，通月水，止痛。桃仁①止心痛。

**【注释】**

①桃仁：为蔷薇科植物桃或山桃的种子。

<br>

# 梨①

味甘，寒，无毒。主热嗽②，止渴，疏风，利小便，多食寒中。

**【注释】**

①梨：为蔷薇科植物白梨、沙梨、秋子梨等栽培种的果实。

②热嗽：病名。因邪热犯肺或积热伤肺所致的咳嗽。《外台秘要》卷九："热嗽者，年少力壮，体气充满，将息伤热、积热所成，故致热嗽。"

<br>

# 柿①

味甘，寒，无毒。通耳鼻气，补虚劳，肠澼不足，厚脾胃。

**【注释】**

①柿：为柿科植物柿的果实。

<br>

# 木瓜①

味酸，温，无毒。主湿痹邪气，霍乱吐下，转筋不止。

木瓜

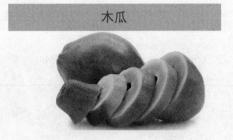

# 梅实①

味酸，平，无毒。主下气，除烦热，安心，止痢，住渴。

**【注释】**

①梅实：为蔷薇科植物梅的干燥未成熟果实。

# 李子①

味苦，平，无毒。主僵仆，瘀血，骨痛，除痼热，调中。

**【注释】**

①李子：别名李实、嘉庆子、山李子、嘉应子。为蔷薇科植物李的果实。

# 奈子①

味苦，寒。多食令人腹胀，病患不可食。

**【注释】**

①奈子：奈，果木名，与林檎同类。《说文·木部》："奈，果也。"

# 石榴①

味甘酸，无毒。主咽渴，不可多食，损人肺，止漏精。

**【注释】**

①石榴：为石榴科植物石榴的果实。

# 林檎①

味甘酸，温。不可多食，发热，涩气，令人好睡。

**【注释】**

①林檎：为蔷薇科植物林檎的果实。

# 杏①

味酸。不可多食，伤筋骨。杏仁有毒，主咳逆上气。

**【注释】**

①杏：别名杏实、杏子。为蔷薇科植物杏或山杏的果实。

## 柑子①

味甘，寒。去肠胃热，利小便，止渴。多食发痼疾。

【注释】

①柑子：为芸香科植物茶枝柑、瓯柑等多种柑类的成熟果实。

## 橘子①

味甘酸，温，无毒。止呕，下气，利水道，去胸中瘕热。

【注释】

①橘子：芸香科植物福橘等多种橘类的成熟果实。

## 橙子①

味甘酸，无毒。去恶心②。多食伤肝气。皮甚香美。

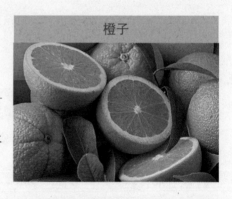

橙子

【注释】

①橙子：为芸香科植物香橙的成熟果实。

②恶心：医学术语，为上腹部不适和紧迫欲吐的感觉。

## 栗①

味咸，温，无毒。主益气，厚肠胃，补肾虚，炒食，壅人气。

【注释】

①栗子：别名板栗、栗果、大栗。为壳斗科植物栗的种仁。

## 枣①

味甘，无毒。主心腹邪气，安中养脾，助经脉，生津液。

**【注释】**

①枣：别名干枣、大枣、红枣。为鼠李科植物枣的成熟果实。

# 樱桃①

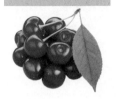

樱桃

味甘，主调中，益脾气，令人好颜色。暗风人忌食。

**【注释】**

①樱桃：为蔷薇科植物樱桃的果实。

# 葡萄①

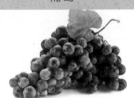

葡萄

味甘，无毒。主筋骨湿痹，益气强志，令人肥健。

**【注释】**

①葡萄：为葡萄科植物葡萄的果实。

# 胡桃①

味甘，无毒。食之令人肥健，润肌黑发，多食动风。

**【注释】**

①胡桃：又称核桃。为胡桃科植物胡桃的种子。

# 松子①

味甘，温，无毒。治诸风头眩，散水气，润五脏，延年。

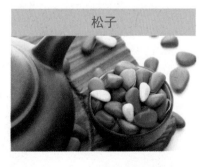

松子

**【注释】**

①松子：为松科松属植物中的华山松、红松、马尾松的种仁。

# 莲子①

莲子

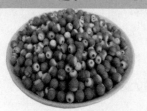

味甘，平，无毒。补中养神，益气，除百疾，轻身不老。

【注释】

①莲子：为睡莲科植物莲的成熟种子。

# 鸡头①

味甘，平，无毒。主湿痹，腰膝痛，补中，除疾，益精气。

【注释】

①鸡头：即芡实。为睡莲科植物芡的干燥成熟种仁。

# 芰实①

味甘，平，无毒。主安中，补五脏，轻身不饥。

【注释】

①芰（jì）实：即菱角。为菱科植物菱的果肉。

# 荔枝①

味甘，平，无毒。止渴生津，益人颜色。

【注释】

①荔枝：为无患子科植物荔枝的果实。

荔枝

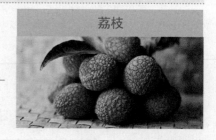

# 龙眼①

味甘，平，无毒。主五脏邪气，安志，厌食，除虫，去毒。

**【注释】**

①龙眼：为无患子科植物龙眼的假种皮。

# 银杏①

味甘苦，无毒。炒食煮食皆可，生食发病。

**【注释】**

①银杏：又称白果。为银杏科植物银杏（白果树、公孙树）的干燥成熟种子。

# 橄榄①

味酸甘，温，无毒。主消酒，开胃，下气，止渴。

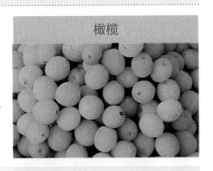
橄榄

**【注释】**

①橄榄：为橄榄科植物橄榄的果实。

# 杨梅①

味酸甘，温，无毒。主祛痰，止呕，消食，下酒。

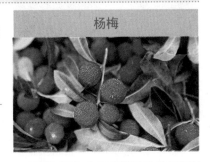
杨梅

**【注释】**

①杨梅：为杨梅科植物杨梅的果实。

# 榛子①

味甘，平，无毒。益气力，宽肠胃，健行，令人不饥。

**【注释】**

①榛子：为桦木科植物榛的种仁。

# 榧子①

味甘，无毒。主五痔，去三虫②，蛊毒鬼疰。

榧子

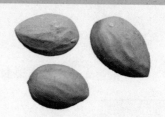

## 【注释】

①榧子：为红豆杉科植物榧的种子。

②三虫：是指小儿三种常见的肠寄生虫病。《诸病源候论》卷五十："三虫者，长虫、赤虫、蛲虫。"

# 沙糖①

味甘，寒，无毒。主心腹热胀，止渴，明目。（即甘蔗汁熬成沙糖。）

## 【注释】

①沙糖：为禾本科植物甘蔗的茎汁，经精制而成的乳白色结晶体。

# 甜瓜①

甜瓜

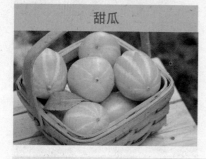

味甘，寒，有毒。止渴，除烦热。多食发冷病，破腹。

## 【注释】

①甜瓜：为葫芦科植物甜瓜的果实。

# 西瓜①

味甘，平，无毒。主消渴，治心烦，解酒毒。

西瓜

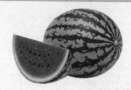

## 【注释】

①西瓜：为葫芦科植物西瓜的果瓤。

# 酸枣①

味酸甘，平，无毒。主心腹寒热，邪结气聚，除烦。

卷第三

①酸枣：为鼠李科植物酸枣的成熟果实。

## 海红①

味酸甘，平，无毒。治泄痢。

【注释】

①海红：为蔷薇科植物西府海棠的成熟果实。

## 香圆①

味酸甘，平，无毒。下气，开胸膈。

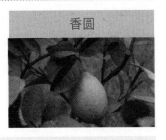

香圆

【注释】

①香圆：为芸香科植物香圆的成熟果实。

## 株子①

味酸甘，平，无毒，性微寒，不可多食。

【注释】

①株子：即橡子。为壳斗科植物苦槠或青桐的种仁。

## 平波①

味甘，无毒。止渴生津。置衣服箧笥中，香气可爱。

【注释】

①平波：即苹果。为蔷薇科植物苹果的果实。

## 八檐仁①

味甘，无毒。止咳下气，消心腹逆闷。（其果出回回田地。）

【注释】

①八檐仁：即巴旦杏仁。为蔷薇科植物扁桃的种子。

## 必思荅

味甘，无毒。调中顺气。（其果出回回田也。）

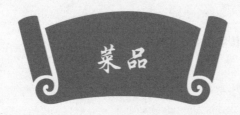

菜品

## 葵菜①

味甘，寒平，无毒。为百菜主。治五脏六腑寒热，羸瘦，五癃②，利小便，疗妇人乳难。

【注释】

①葵菜：为锦葵科植物冬葵。
②五癃：病名。五种泌尿系疾病之总称。

## 蔓菁①

味苦，温，无毒。主利五脏，轻身，益气。蔓菁子②明目。

【注释】

①蔓菁：为十字花科植物芜菁的块根及叶。
②蔓菁子：为十字花科植物芜菁的种子。

## 芫荽①

味辛，温，微毒。消谷，补五脏不足，通利小便。（一名胡荽。）

**【注释】**

①芫荽：为伞形科芫荽的带根全草。

## 芥①

味辛，温，无毒。主除肾邪气，利九窍，明目，安中。

**【注释】**

①芥：为十字花科植物芥菜。

## 葱①

味辛，温，无毒。主明目，补不足，治伤寒发汗，去肿。

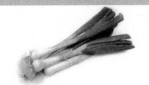

葱

**【注释】**

①葱：为百合科植物葱的全体。

## 蒜①

味辛，温，有毒。主散痈肿，除风邪，杀毒气。独颗者佳。

**【注释】**

①蒜：为百合科植物大蒜的鳞茎。

## 韭①

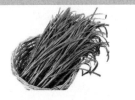

韭菜

味辛，温，无毒。安五脏，除胃热，下气，补虚。可以久食。

**【注释】**

①韭：为百合科植物韭的全体。

# 冬瓜①

味甘，平、微寒，无毒。主益气，悦泽驻颜，令人不饥。

## 【注释】

①冬瓜：为葫芦科植物冬瓜的果实。

# 黄瓜①

味甘，平寒，有毒。动气发病，令人虚热。不可多食。

## 【注释】

①黄瓜：为葫芦科植物黄瓜的果实。

黄瓜

# 萝卜①

味甘，温，无毒。主下气消谷，去痰癖②，治渴，制面毒。

## 【注释】

①萝卜：为十字花科植物菜菔的新鲜根。
②痰癖：病名。即痰邪癖聚于胸胁之间所致病证。

# 胡萝卜①

味甘，平，无毒。主下气，调利肠胃。

## 【注释】

①胡萝卜：为伞形科植物胡萝卜的新鲜根。

# 天净菜①

味苦，平，无毒。除面目黄，强志清神，利五脏。（即野苦买。）

**【注释】**

①天净菜：又名苣荬菜、苦菜、苦苣菜。菊科苦苣菜属植物苣荬菜的全草。

# 瓟①

味苦，寒，有毒。主面目四肢浮肿，下水。多食令人吐。

**【注释】**

①瓟：为葫芦科植物瓟子，可供作菜蔬。

# 菜瓜①

味甘，寒，有毒。利肠胃，止烦渴。不可多食。（即稍瓜。）

**【注释】**

①菜瓜：又名稍瓜、生瓜、白瓜。为葫芦科植物越瓜的果实。

# 葫芦①

味甘，平，无毒。主消水肿，益气。

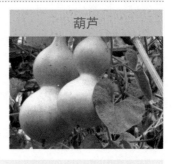
葫芦

**【注释】**

①葫芦：匏、匏瓜、瓠匏。为葫芦科植物葫芦、瓠瓜的果实。

# 蘑菇①

味甘，寒，有毒②。动气发病。不可多食。

**【注释】**

①蘑菇：为伞菌科伞菌属(黑伞属)真菌双孢蘑菇及四孢蘑菇的子实体，尤以菌蕾为佳。
②有毒：应为有的品种有毒。

# 菌子①

味苦，寒，有毒②。发五脏风壅经脉，动痔病，令人昏闷。

## 【注释】

①菌子：菌类植物的子实体。
②有毒：应为有的品种有毒。

# 木耳①

味苦，寒，有毒。利五脏，宣肠胃壅毒气。不可多食。

## 【注释】

①木耳：为木耳科植物木耳的子实体。

# 竹笋①

味甘，无毒。主消渴，利水道，益气。多食发病。

## 【注释】

①竹笋：为禾本科植物的嫩茎、芽。

竹笋

# 蒲笋①

味甘，无毒。补中益气，治血脉。

## 【注释】

①蒲笋：又名蒲蒻、蒲黄根、蒲儿根、蒲包草根。为香蒲科植物长苞香蒲或其同属多种植物的带有部分嫩茎的根茎。

# 藕①

味甘，平，无毒。主补中，养神，益气，除百疾，消热渴，散血。

①藕：为睡莲科植物莲的肥大根茎。

# 山药①

味甘，温，无毒。补中益气，治风眩，止腰痛，壮筋骨。

①山药：别名薯蓣、土薯、山薯蓣、怀山药、淮山、白山药。为薯蓣科植物薯蓣的块茎。

# 芋①

味辛，平，有毒。宽肠胃，充肌肤，滑中。野芋②不可食。

①芋：即芋头。为天南星科芋的块茎。
②野芋：为天南星科植物野芋的根茎。《本草纲目》："辛，冷，有大毒。"

# 莴苣①

味苦，冷，无毒。主利五脏，开胸膈壅气，通血脉。

①莴苣：别名莴苣菜、千金菜、莴笋、莴菜、藤菜。为菊科植物莴苣的茎、叶。

# 白菜①

味甘，温，无毒。主通行肠胃，除胸中烦，解酒渴。

①白菜：为十字花科植物青菜的幼株。

# 蓬蒿①

味甘，平，无毒。主通利肠胃，安心气，消水饮。

【注释】

①蓬蒿：即茼蒿。为菊科茼蒿属植物蒿子和南茼蒿的茎叶。

茼蒿

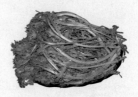

# 茄子①

味甘寒，有小毒。动风，发疮及瘤疾。不可多食。

【注释】

①茄子：别名落苏、昆仑瓜等。为茄科植物茄的果实。

# 苋①

味苦，寒，无毒。通九窍。苋子，益精。菜，不可与鳖同食。

【注释】

①苋：为苋科植物苋的茎叶。

# 芸苔①

味辛，温，无毒。主风热，丹毒，乳痈②。

【注释】

①芸苔：为十字花科芸薹属植物油菜的嫩茎叶。

②乳痈：发生于乳房部的急性化脓性疾病。其临床特点为：乳房部结块、肿胀疼痛，伴有全身发热，溃后脓出稠厚。常发生于哺乳期妇女，尤以尚未满月的初产妇多见。

# 菠薐①

味甘，冷，微毒。利五脏，通肠胃热，解酒毒。（即赤根。）

## 【注释】

①菠薐：为藜科植物菠菜的带根全草。

# 蓊苤①

味甘，寒，无毒。调中下气，去头风，利五脏。

## 【注释】

①蓊苤：为藜科植物蓊苤菜的茎、叶。

# 香菜①

味辛，平，无毒。与诸菜同食，气味香，辟腥。

## 【注释】

①香菜：即芫荽。

# 蓼子①

味辛，温，无毒。主明目，温中，耐风寒，下水气。

## 【注释】

①蓼子：别名蓼实、水蓼子。为蓼科植物水蓼的果实。

# 马齿①

味酸，寒，无毒。主青盲②白翳③，去寒热，杀诸虫。

## 【注释】

①马齿：即马齿苋、马齿菜。

②青盲：病名。是指眼外观正常，唯视力逐渐下降，或视野缩小，甚至失明的内障疾病。

③白翳：眼球上生的障蔽视线的白膜。

# 天花①

味甘，平，有毒。与蘑菇稍相似，未详其性。（生五台山。）

## 【注释】

①天花：又称天花草、天花菜。《太原志》土产条记载："天花出县东北五台山，有树白柴，其树津到处过三伏中，自地而生，可充素食。"

# 回回葱①

味辛，温，无毒。温中，消谷，下气，杀虫。久食发病。

## 【注释】

①回回葱：为百合科植物胡葱的鳞茎。

# 甘露子①

味甘，平，无毒。利五脏，下气，清神。（名滴露。）

## 【注释】

①甘露子：唇形科水苏属植物甘露子的全草或块茎。

# 榆仁①

味辛，温，无毒。可作酱②，甚香美。能助肺气，杀诸虫。

## 【注释】

①榆仁：为榆科植物榆树的果实或种子。

②酱：榆仁酱，用榆荚仁和面粉等制成之酱。

# 沙吉木儿①

味甘，平，无毒。温中，益气，去心腹冷痛。（即蔓菁根。）

## 【注释】

①沙吉木儿：即蔓菁根。可生食、熟食或制干。

# 出莙荙儿①

味甘，平，无毒。通经脉，下气，开胸膈。（即莙荙根也。）

## 【注释】

①出莙荙儿：为藜科植物菾菜的根。

# 山丹根①

味甘，平，无毒。主邪气腹胀，除诸疮肿。（一名百合。）

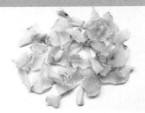

百合

## 【注释】

①山丹根：为百合科植物山丹鳞茎的鳞叶。

# 海菜①

味咸，寒，微腥，无毒。主瘿瘤，破气核、痈肿。勿多食。

## 【注释】

①海菜：别名龙爪菜、水白菜、海花菜、海茄子、水青菜、水莴苣。为水鳖科植物海菜花的全草。

# 蕨菜①

味苦，寒，有毒。动气发病，不可多食。

【注释】

①蕨菜：别名龙爪菜、锯菜。为凤尾蕨科植物蕨菜的根茎。

## 薇菜①

味甘，平，无毒。益气，润肌，清神，强志。

【注释】

①薇菜：为豆科植物大巢菜的全草。

## 苦买菜①

味苦，冷，无毒。治面目黄，强力，止困，可敷诸疮。

【注释】

①苦买菜：为菊科植物苣荬菜的茎、叶。

## 水芹①

味甘，平，无毒。主养神益气，令人肥健，杀药毒，疗女人赤沃②。

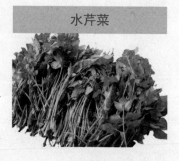

水芹菜

【注释】

①水芹：为伞形科植物水芹的全草。
②赤沃：病名。指妇女常有不正常的赤色黏沫状液体排出。

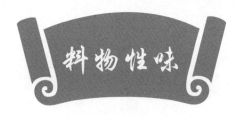

料物性味

# 胡椒①

味辛，温，无毒。主下气，除脏腑风冷，去痰，杀肉毒。

**【注释】**

①胡椒：为胡椒科植物胡椒的果实。

# 小椒①

味辛，热，有毒。主邪气咳逆，温中，下冷气，除湿痹。

**【注释】**

①小椒：为芸香科植物花椒的果皮。

# 良姜①

味辛，温，无毒。主胃中冷逆，霍乱，腹痛，解酒毒。

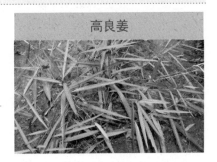

高良姜

**【注释】**

①良姜：为姜科植物高良姜的根茎。

# 茴香①

味甘，温，无毒。主膀胱、肾经冷气，调中止痛，住呕。

**【注释】**

①茴香：为伞形科植物茴香的果实。

# 莳萝[1]

味辛，温，无毒。健脾开胃，温中，补水藏，杀鱼、肉毒。

【注释】

①莳萝：为伞形科植物莳萝的果实。

# 陈皮[1]

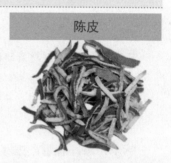

陈皮

味甘，平，无毒。止消渴，开胃气，下痰，破冷积。

【注释】

①陈皮：别名橘皮。为芸香科植物橘及其栽培变种的干燥成熟果皮。

# 草果[1]

味辛，温，无毒。治心腹痛，止呕，补胃，下气，消酒毒。

【注释】

①草果：为姜科植物草果的干燥成熟果实。

# 桂[1]

味甘辛，大热，有毒。治心腹寒热，冷痰[2]，利肝肺气。

【注释】

①桂：为樟科植物肉桂的干皮及枝皮。
②冷痰：病症名。指因气虚阳虚、脾胃虚弱，致痰水结聚胸膈、浸渍肠胃者，风寒袭肺，脾寒内盛之痰证和寒痰。

# 姜黄[1]

味辛苦，寒，无毒。主心腹结积，下气破血，除风热。

**【注释】**

①姜黄：为姜科植物姜黄或郁金的根茎。

# 荜茇①

辛，温，无毒。温中下气，补腰脚痛，消食，除胃冷。

**【注释】**

①荜茇：为胡椒科植物荜茇的未成熟果穗。

# 缩砂①

味辛，温，无毒。主虚劳冷泻，宿食不消，下气。

**【注释】**

①缩砂：别名缩砂仁、缩砂蜜、缩砂蔤，为姜科植物阳春砂或缩砂的成熟果实或种子。

# 荜澄茄①

味辛，温，无毒。消食下气，去心腹胀，令人能食。

**【注释】**

①荜澄茄：为樟科植物山鸡椒的果实。

# 甘草①

味甘，平，无毒。和百药，解诸毒。

**【注释】**

①甘草：为豆科甘草属植物甘草的根和根状茎。

# 芫荽子①

辛，温，无毒。消食，治五脏不足，杀鱼、肉毒。

**【注释】**

①芫荽子：又称胡荽子。为伞科植物芫荽的果实。

## 干姜①

味辛，温热，无毒。主胸膈咳逆，止腹痛，霍乱，胀满。

**【注释】**

①干姜：姜科植物姜的干燥根茎。

## 生姜①

味辛，微温。主伤寒头痛，咳逆上气，止呕，清神。

**【注释】**

①生姜：为姜科植物姜的鲜根茎。

## 五味子①

五味子

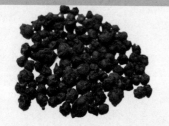

味酸，温，无毒。益气，补精，温中，润肺，养脏强阴。

**【注释】**

①五味子：为木兰科植物五味子的果实。

## 苦豆①

味苦，温，无毒。主元藏虚冷，腹胁胀满，治膀胱疾。

**【注释】**

①苦豆：即胡芦巴。为豆科植物胡芦巴的种子。

# 红曲

味甘，平，无毒。健脾，益气，温中。腌鱼、肉内用。

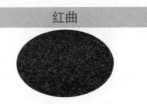

红曲

# 黑子儿①

味甘，平，无毒。开胃下气。烧饼内用，极香美。

## 【注释】

①黑子儿：为伞科植物马薪的种子。

# 马思荅吉

味苦香，无毒。去邪恶气，温中利膈，顺气止痛，生津解渴，令人口香。（生回回地面，云是极香种类。）

# 咱夫兰

味甘，平，无毒。主心忧郁积，气闷不散，久食令人心喜。（即是回回地面红花，未详是否。）

# 哈昔泥

味辛，温，无毒。主杀诸虫，去臭气，破癥瘕，下恶除邪，解蛊毒。（即阿魏。）

# 稳展①

味辛，温苦，无毒。主杀虫去臭。其味与阿魏同。又云，即阿魏树根，腌羊肉香味甚美。

【注释】

①稳展：阿魏的根名。

# 胭脂

味辛，温，无毒。主产后血运①，心腹绞痛，可敷游肿。

【注释】

①产后血运：即产后血晕。产妇分娩后突然头晕眼花，不能起坐，或心胸满闷，恶心呕吐，或痰涌气急，甚则神昏口噤，不省人事。是产后危急重症之一，若救治不及时，往往危及产妇生命，或因气血虚衰而变生他疾。

# 栀子①

**栀子**

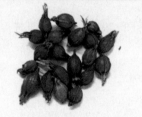

味苦，寒，无毒。主五内邪气，疗目赤热，利小便。

【注释】

①栀子：为茜草科植物山栀的果实。

# 蒲黄①

味甘，平，无毒。治心腹寒热，利小便，止血疾。

【注释】

①蒲黄：为香蒲科植物长苞香蒲、狭叶香蒲、宽叶香蒲或其同属多种植物的花粉。夏季花将开放时采收蒲棒上部的黄色雄性花穗，晒干后碾轧，筛取细粉。

# 回回青①

味甘，寒，无毒。解诸药毒。可敷热毒疮肿。

【注释】

①回回青：即扁青。为碳酸盐类矿物蓝铜矿的矿石。